La dieta de les emocions

Neus Elcacho

La dieta de les emocions

Troba l'equilibri emocional amb l'alimentació

Columna

COL·LECCIÓ CLÀSSICA

PRIMERA EDICIÓ: GENER DEL 2018

SEGONA IMPRESSIÓ: MAIG DEL 2018

DISSENY D'INTERIOR: ANTÒNIA ARROM (WWW.DANDELIA.NET)

IL·LUSTRACIONS D'INTERIOR: PINCHUK OLEKSANDRA (SHUTTERSTOCK)

AV. DIAGONAL, 662-664 - 08034 BARCELONA

ISBN: 978-84-664-2338-0

DIPÒSIT LEGAL: B. 28.333-2017

FOTOCOMPOSICIÓ: LOZANO FAISANO, S.L.

IMPRÈS A: QP PRINT

www.columnaedicions.cat

Índex de continguts

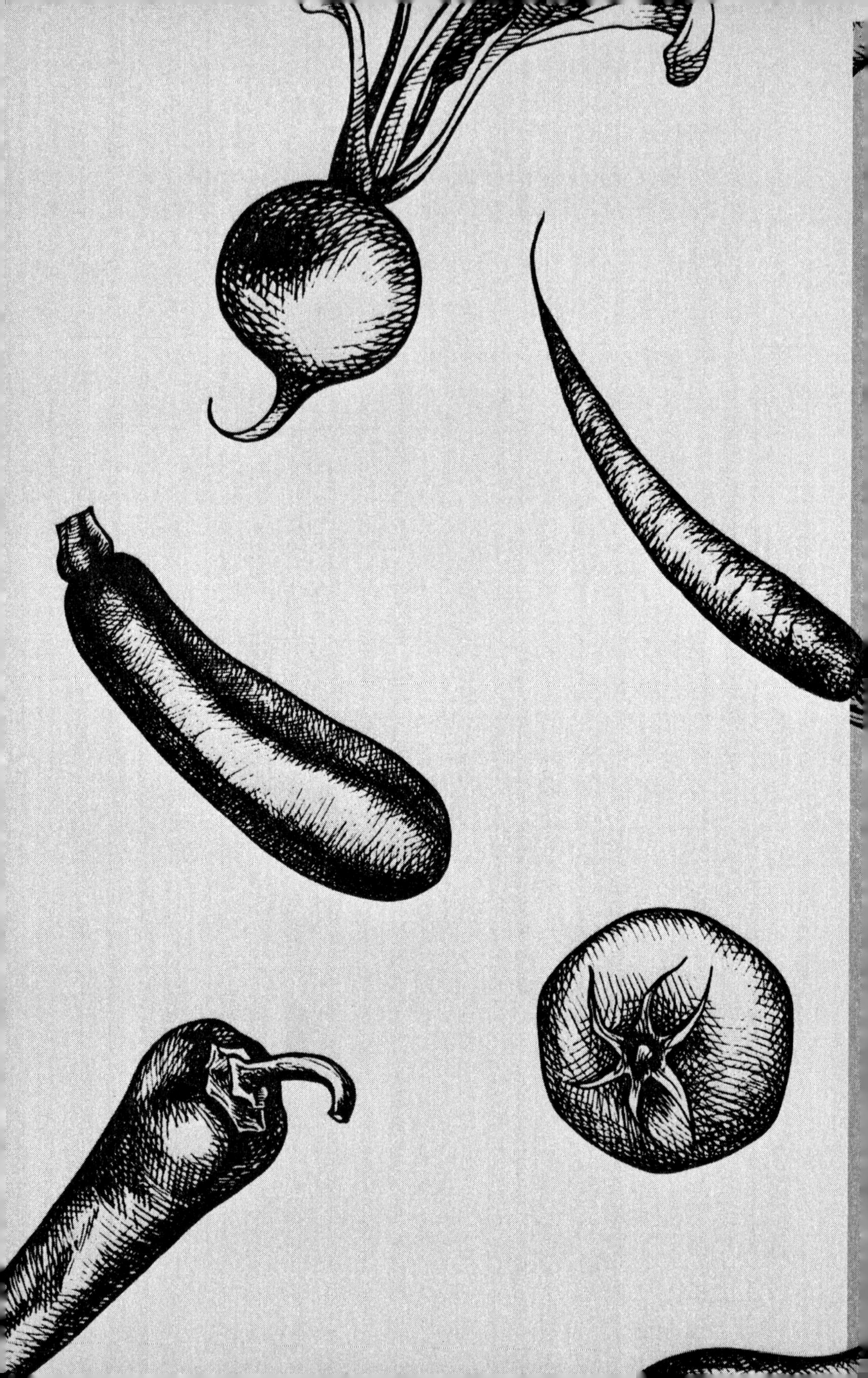

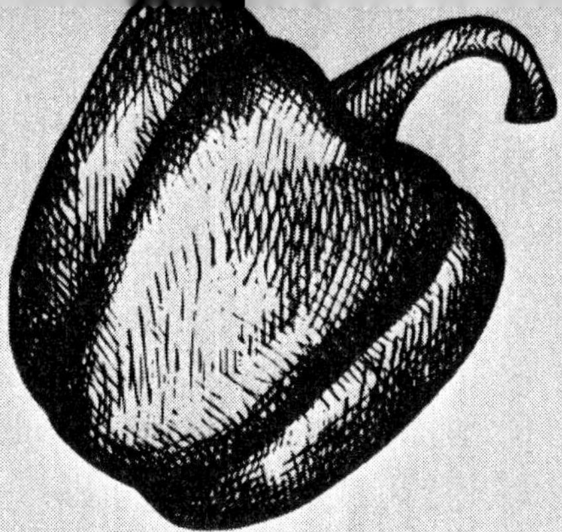

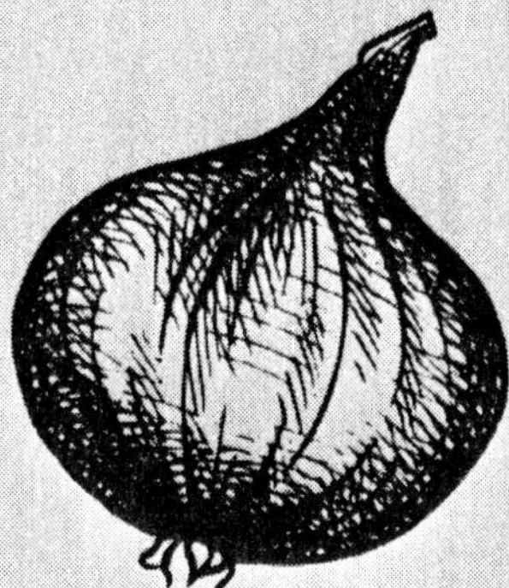

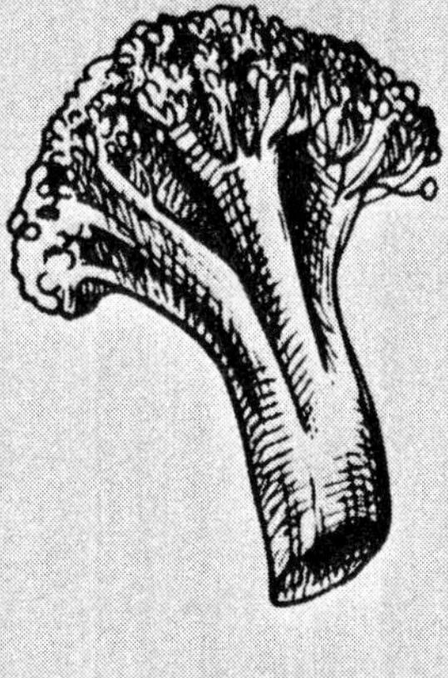

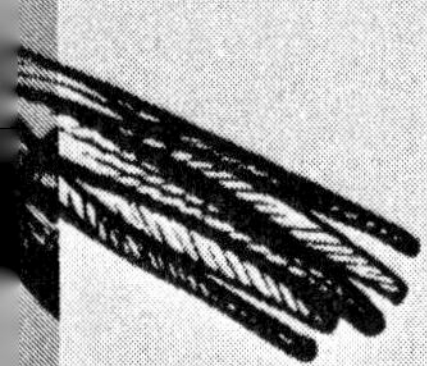

Aliments, pensaments i hàbits per aconseguir la felicitat

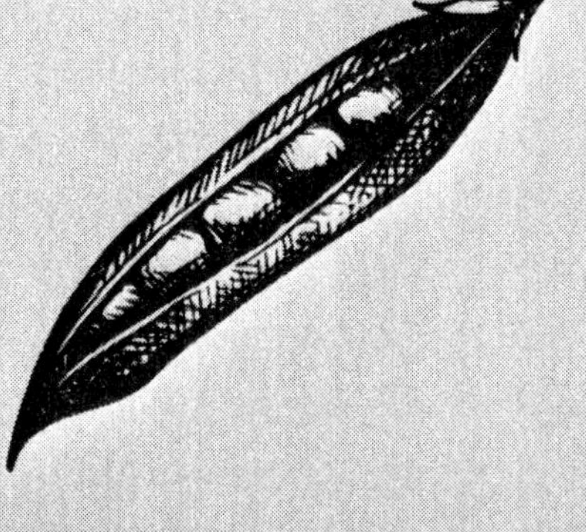

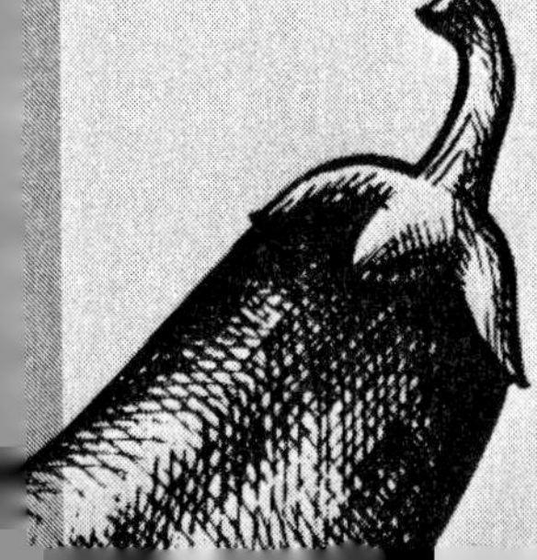

Creixem amb la pressió d'haver de ser persones que es lleven d'hora, que estudien o treballen de valent (i les hores que siguin necessàries), que són eficaces, multidisciplinàries, ràpides… Ens introduïm al món laboral i ens trobem amb una barreja de necessitats artificials i d'obligacions, coses que hem de fer, ser i, fins i tot, sentir.

És això realment tot el que podem esperar de la vida? O és, només, el que la societat vol i necessita que siguem? Daniel Gilbert, professor del Departament de Psicologia de la Universitat de Harvard (Estats Units) deia que la fórmula matrimoni + èxit laboral (diners) i nens NO dóna la felicitat.

Si no, per què es calcula que un 15% de la població patirà algun tipus de depressió al llarg de la vida? Per què cada vegada hi ha més persones amb malalties que provenen de l'estrès? Per què tenim, en general, una relació tan ansiosa amb el menjar no saludable?

No seguim el que realment ens fa feliços. Ens passem la vida intentant guanyar-nos la vida. Però tenir diners no ens dóna la felicitat. Podem viure certes experiències divertides amb diners, sí. Això és el que ens fan creure els departaments de màrqueting a través de bloguers, *youtubers* i *instagrammers*, que ens estan creant un fals mapa mental del que necessitem per ser feliços. I els diners ens poden donar una certa tranquil·litat i la seguretat que tot anirà bé. Però és una falsa sensació. Els diners no ens asseguren la salut, ni podem comprar l'amor, ni la confiança, ni el respecte, ni la paciència, ni la intuïció ni el positivisme. Tenim la creença que gastar temps cuidant-nos o descansant no és una bona manera de guanyar-nos la vida. Però la vida ja la tenim guanyada, recorda-ho, i estar tot el dia treballant no et permet gaudir de gaires coses. A més, sovint l'èxit laboral va acompanyat d'estrès, solitud, falsedat, desconfiança i ambicions desmesurades i classistes que no ens permeten gaudir de forma equilibrada.

Òbviament, tenir diners és necessari per viure en aquesta societat. L'important, però, no és buscar la qualitat de vida, sinó crear qualitat a la teva vida. Si et sents fort, saludable, decidit, motivat, actiu i ets constant amb el que vols professionalment, no hauràs de patir pels diners. La qüestió és no centrar la teva vida a dependre'n.

I és aquest un dels motius més clars pels quals no funcionen la majoria de dietes i propòsits que ens fem en tornar de vacances o l'1 de gener. Perquè naixem sense qüestionar-nos els valors fonamentals de la vida. Tot el que ens envolta són obligacions, i no parem a preguntar-nos què necessitem, què volem i què ens fa sentir bé. Que algú em digui, si no, si amb una feina de més de vuit hores diàries i dues de transport, en què tornes mentalment KO a casa, tens ganes de fer-te unes bledes per sopar. Va, home, va, això no s'ho creu ningú. Som humans, no som màquines, tenim sentiments i necessitem sentir-nos bé. És normal que els excessos necessitin altres excessos. Quan ens passem amb la feina, necessitem compensar-ho amb alguna cosa que ens relaxi o tranquil·litzi, i moltes vegades la manera més fàcil i ràpida de ferho és menjant una pizza, xocolata, embotit, formatge o patates fregides.

Tres de cada cinc persones han fet dieta alguna vegada a la vida. L'excés de greix localitzat o sobrepès és el resultat d'una barreja entre el baix nivell d'exercici físic i l'excés d'aliments, sobretot de mala qualitat. Vuit de cada deu persones que fan dieta fracassen. Per què? Perquè solen seguir dietes molt restrictives i poc energètiques, gestionen malament el seu temps per comprar, cuinar i fer exercici, els solen faltar coneixements, o perquè realment els aliments ens aporten molt més que nutrients:

En la nostra societat menjar no és només una necessitat bàsica, i sovint és necessari per cobrir altres necessitats relacionades amb les emocions. Busquem omplir-nos amb la finalitat de sentir-nos bé, alliberar tensions, relaxar-nos, distreure'ns, seguir un costum, donar-nos plaer, mimar-nos, recompensar-nos, premiar-nos, celebrar, mostrar alguna cosa als altres... Menjar és una manera de trobar benestar, satisfacció i felicitat.

Quan som petits, som molt susceptibles a tot el que passa al nostre voltant. Si veiem algú proper relacionar-se d'una determinada manera amb el menjar, segurament ho imitarem en el futur. Si ens han premiat, castigat o hem celebrat qualsevol tipus d'acte, emocionalment important, amb algun tipus de menjar en concret, això programarà el nostre cos per a tota la nostra vida, i serà una cosa realment difícil de dissociar. Menjar forma part dels moments més emocionals de la nostra cultura, i, d'alguna manera, també ens fa feliços. No cal, però, fer-ho carregant-nos la salut i sense ser conscients que a la nostra vida hi ha d'haver moltes més coses que ens facin feliços, a part del menjar.

El menjar no pot omplir-ho ni solucionar-ho tot. I ens culpem que no som capaços de fer dieta quan, potser, el que tenim és un problema més greu a la nostra vida, amb certes mancances que no veiem o que no sabem gestionar.

Has pensat mai quines altres coses t'omplen a la vida? Què tens que et faci sentir realment bé? Quines coses tenies al teu passat i ja no hi són? Quines coses sempre has volgut fer i no has fet mai? Alguna vegada t'has plantejat què és la felicitat per a tu?

En realitat, la felicitat és molt més a prop del que creiem, ens entestem a buscar-la a través del benestar, el confort, la tranquil·litat, els privilegis, l'èxit, i no ens adonem que hi ha moltes petites coses al nostre voltant amb una màgia especial, i que si els dediquem temps i atenció, i estem atents a gaudir-ne, no es poden pagar amb diners. I és que la felicitat és a dins nostre, només l'hem de saber treure.

Per mi, la felicitat és una barreja de sensacions i emocions que van fluctuant des de la il·lusió, el riure, l'amor, la confiança, la perseverança, la força interna, la motivació, la tranquil·litat, amb una espurna d'inconformisme positiu que ens impulsa a pensar de forma creativa i actuar seguint el nostre instint i en equilibri amb el que ens envolta.

La felicitat neix de les il·lusions, però il·lusions acompanyades d'accions, per poder créixer i progressar a la vida. La felicitat no és l'objectiu, sinó el camí.

Avui et vull felicitar a tu per voler treballar la teva relació amb el menjar, per voler descobrir la teva felicitat i tenir la possibilitat de canviar el món. Perquè entre tots fem *l'efecte papallona*. Si tu estàs bé, ajudaràs els altres a estar bé.

Ets valent, ho sé. Tots volem ser feliços, però no tots estem disposats a buscar, pensar, canviar, moure fitxa, sortir dos centímetres de la nostra zona de confort. Enhorabona, de veritat, aquest és el camí.

En els capítols següents t'ajudaré a comprendre profundament com mengem (o per què prioritzem, per exemple, els aliments amb sucres, sal i greixos), per què ens movem menys que els coales, quines repercussions té fer-ho i com ens influeix això en la manera de pensar, actuar i viure. Et mostraré també que aquesta relació és bidireccional, és a dir, que no només mengem certs aliments per com ens sentim, sinó que menjar d'una manera determinada ens farà sentir d'una forma o d'una altra. Per fer-ho, haurem d'entendre que no només menjant més d'un tipus d'aliments ens sentirem millor; aquesta és només una peça del puzle del teu estat emocional. No et servirà de res si no canvies també alguns hàbits mentals i físics. Com més reflexionis sobre el que estàs fent a la teva vida i més busquis al teu interior, més fàcils seran els canvis, i més de pressa arribaràs a notar-los en tu i al teu voltant.

Tot el que facis, pensis i mengis al llarg del teu dia, de la teva setmana, del teu temps, t'allunya o t'apropa a la felicitat: els hàbits alimentaris i l'exercici; el benestar emocional i el grau d'estrès; el grau de socialització, el contacte amb els que estimes i l'equilibri amb l'entorn i la societat; el grau de realització diària i de benestar amb la teva feina o les tasques diàries, i finalment el contacte amb la natura i el sol.

De la majoria d'aquests factors ja en deus haver sentit parlar en algun moment de la teva vida. Segurament no et diré res que no s'hagi inventat abans (no et descobriré la sopa d'all, vaja, si buscaves això em sembla que t'has equivocat i era el llibre de receptes del costat).

Al llarg d'aquest llibre trobaràs sobretot eines pràctiques per passar a l'acció, és a dir, per apoderar-te i ser capaç de controlar l'ansietat i millorar la relació que tens amb el menjar, a través d'un estil de vida que integri alimentació, moviment, salut, oci, tranquil·litat, equilibri emocional i hormonal, diversió, il·lusió, hàbits mentals positius, benestar, plaer; en resum, que et faci sentir en equilibri i feliç. Semblen massa coses a tenir en compte, oi?

Però no hi ha res impossible.

Si has fet dieta alguna vegada a la vida, segur que penses que la paraula *dieta* dista molt del concepte *felicitat.* Mentalment solem associar *dieta* amb idees negatives de disciplina, esforç, compromís, avorriment, soledat, menjar insípid... però et demostraré que no és així, a través d'eines per cuinar sa i bo, per aprendre a prioritzar, organitzar i gestionar el temps, de forma experimental i pràctica.

M'agradaria que llegissis aquest llibre amb cura, com si fos el manual d'instruccions de la teva vida. Quan llegim un text, als nostres ulls els costa llegir detalladament paraula per paraula i el que solem fer és començar llegint els paràgrafs superiors per la dreta i avançar fent petits salts, tal com va descobrir el 1879 l'oftalmòleg francès Louis Émile Javal. Si això ho sumem a les presses amb què vivim avui dia, llavors recordem molt poc del que llegim. I si a més ets com jo, una persona que sempre té mil coses al cap, et serà difícil concentrar-te a llegir textos i, sobretot, memoritzar conceptes.

Et demano, doncs, que si tens aquest llibre a les mans i estàs dedicant temps de la teva valuosa vida a llegir-lo, et serveixi d'alguna cosa més que de distracció. M'agradaria que et fes reflexionar i que, com a mínim, t'ajudés a incorporar a la teva vida alguna de les moltes coses de què et parlaré. Que comencis el teu canvi cap a la felicitat amb el que et sigui més fàcil i que no vulguis fer-ho tot (no tot ens funciona a tots) ni tot de cop (Roma no es va construir en dos dies).

Et demano que el llegeixis amb afecte, tranquil·litat i amor, amb plena atenció, obrint-te, deixant-te anar, «respirant-lo», parant i llegint-lo a poc a poc.

Et recomano que de fons et posis la banda sonora del llibre (la trobaràs a la llista «La dieta de les emocions» a Spotify), i que agafis un llapis, post-its petits, que escriguis el que necessitis, marquis, dibuixis, subratllis... Que fotografiïs els paràgrafs (per a tu) que t'agradin, emmarquis les frases que et ressonin, preparis collages d'idees, facis els exercicis que et proposo... el que vulguis.

Et pots organitzar els punts que vulguis treballar en el teu calendari o agenda.

Pots parlar amb persones que connectin amb tu i que estiguin en un punt similar, sobre el teu interès de canvi i sobre quins aspectes vols treballar i com ho faràs.

Pots motivar els altres que també ho facin. Pots compartir-ho a les xarxes, i fer un àlbum de mèrits.

Trobaràs totes les receptes, llistes i exercicis del llibre per imprimir al web **www.ladietadelesemocions.com**.

Som-hi!

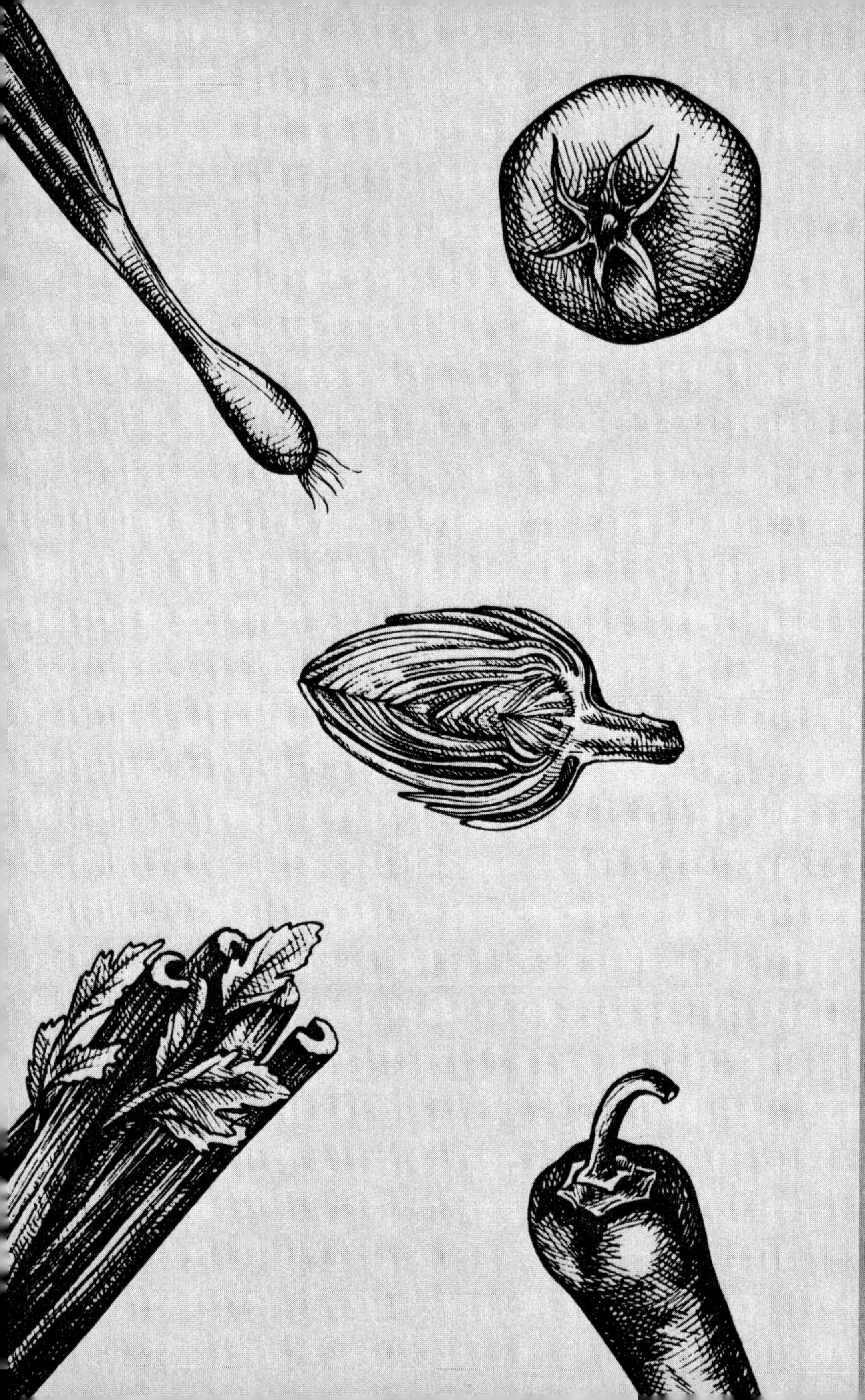

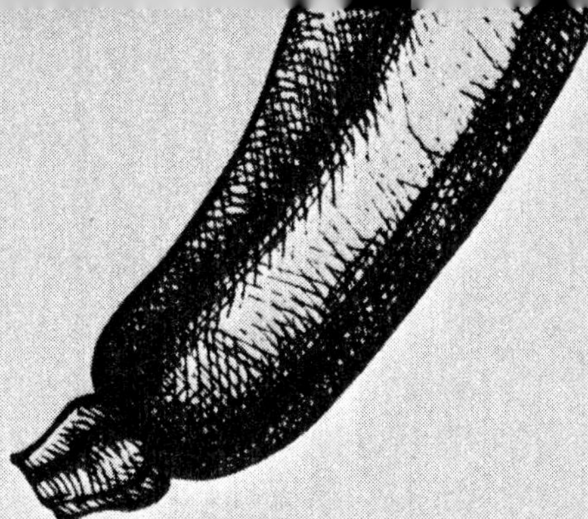

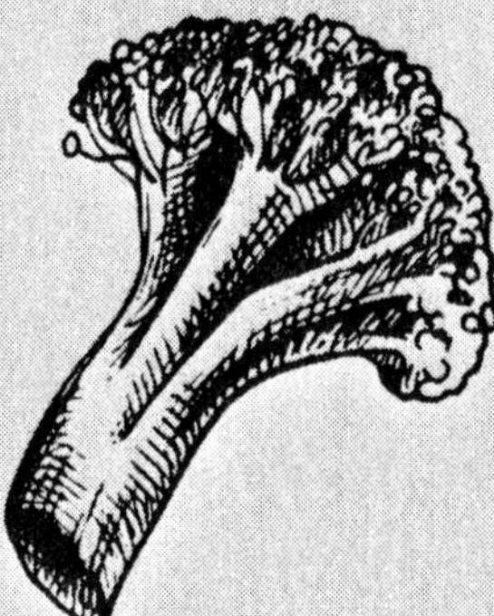

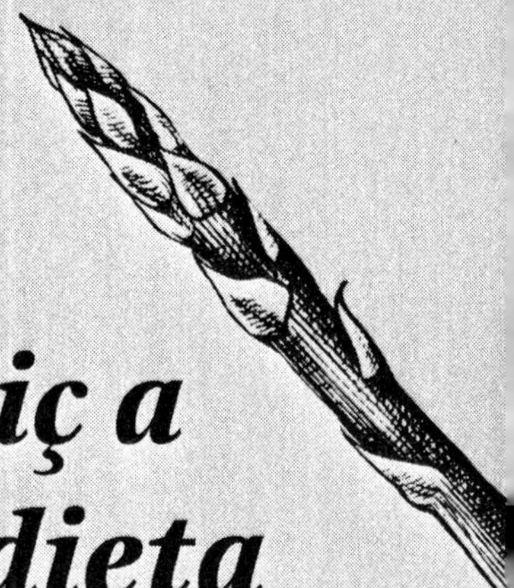

Una vida feliç a través d'una dieta conscient, sana, intel·ligent, flexible i digestiva

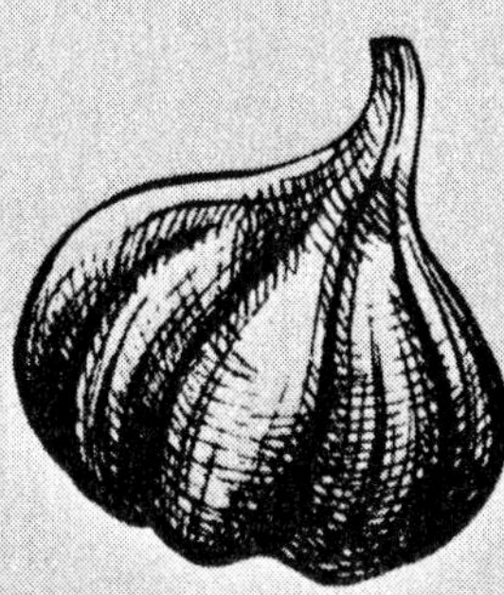

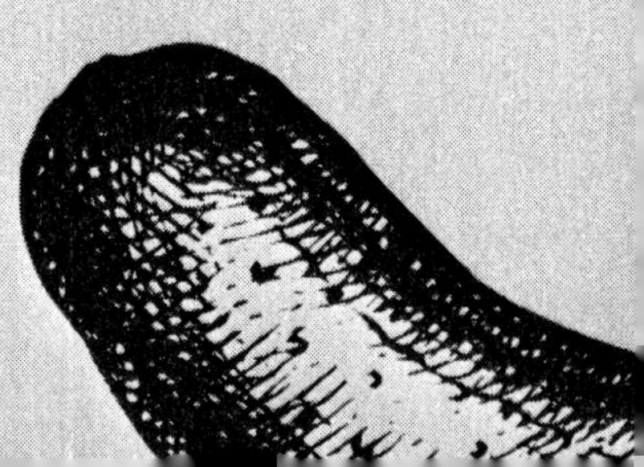

Segur que alguna vegada has menjat alguna cosa amb moltes ganes, amb uns nervis terribles o amb molta ansietat, i has sentit plaer i felicitat mentre t'ho menjaves (és a dir, segurament només durant uns minuts), però després t'has tornat a sentir igual que abans o fins i tot pitjor, amb remordiments, menys autoestima, massa ple, amb males digestions, pesadesa, mal de cap…

Menjar malament, i massa, empitjora la nostra qualitat de vida i ens va matant a poc a poc. I escric *matant* perquè és així, és tan real com la vida mateixa. Això no vol dir que demà sortim al carrer i ens morim per culpa d'haver-nos menjat un croissant, sinó que, a mesura que passin els anys, si en mengem de forma regular, ens trobarem pitjor, tindrem més possibilitats de patir malalties i gaudirem menys, i potser morirem abans o pitjor.

Si el que volem a la vida és seguir vivint i sentir-nos bé, una de les coses que podem controlar és el que ingerim cada dia. I, així, prevenir en bona mesura que tinguem un infart i «ens hi quedem», o pitjor, que ens quedem en un llit o una cadira durant anys sense poder-nos moure.

A la consulta molts pacients em comenten a la primera visita que mengen «bé», però una vegada em poso a analitzar què fan, pocs ho fan bé realment. Molta gent pren un excés de calories, greixos de mala qualitat, sucres i sal, tenen molt d'estrès, poc contacte amb l'aire lliure i poca activitat física (i el que és pitjor, ni se n'adonen). Parlem d'un estil de vida totalment diferent del que l'ésser humà necessita i que resulta depriment.

Quina diferència hi ha entre els avis indígenes guaranís (que vivien una mitjana de 100-120 anys) al Paraguai, l'Argentina, el Brasil i Bolívia, amb els avis d'aquí? S'ha vist que la diferència no només rau en el que menjaven (totalment natural), es movien (tot el dia) i on vivien (sense contaminació), sinó també que comptaven amb una gran xarxa social i familiar i tenien un caràcter obert, positiu i practicaven l'humor.

Els 6 pilars de l'alimentació saludable

Una alimentació, dieta o vida saludable real, és a dir, actualitzada amb tots els estudis que s'estan realitzant els últims anys, hauria de tenir en compte tots aquests punts:

- **Conscient:** *que respecta el nostre entorn.*
- **Sana:** *que ens aporta tot allò que necessitem.*
- **Neta i digestiva:** *que no dóna al cos un excés de tòxics i l'ajuda a absorbir i sintetitzar més bé els nutrients.*
- **Intel·ligent:** *que sap diferenciar entre tot el que ens volen vendre.*
- **Flexible:** *que dóna el que cadascú necessita físicament i emocional en cada moment de la vida tenint en compte on vivim i l'entorn.*
- **Integrativa:** *que té en compte si et mous i el que penses i sents (perquè no ets un ésser que només menja, sinó que també viu).*

Consciència ecològica

Segurament penses: «Què deu tenir a veure una dieta i uns hàbits conscients amb un bon estat emocional? I per què m'estan fotent ara aquest rotllo *hippy*? Jo el que vull saber és què he de menjar per estar més bé!»

Menjar per ser feliç no es basa a menjar un o dos aliments més a la setmana. És molt més complex. Tant de bo us pogués donar un aliment màgic o una manera concreta de menjar per donar-vos la felicitat. Però no és tan fàcil i innocent com pensem. Cal tenir en compte tots els aspectes de què parlo en aquest llibre, i un de molt important és el de trobar l'equilibri en tots els àmbits de la vida. Si hi ha desequilibri en el teu entorn, també hi haurà desequilibri en el teu interior, en la teva ment i el teu cos.

L'alimentació conscient és aquella que respecta l'entorn, la terra i els seus habitants, siguin vegetals, animals o humans.

Si només penses en tu, no trobaràs la felicitat. Has d'intentar pensar també en el que t'envolta, però sense estrès, trobant l'equilibri (no serveix tampoc pensar sempre en l'entorn i no pensar mai en tu). L'egoisme (pensar només en el nostre propi benestar) no porta a la felicitat. Ja deus saber que hi ha gent molt pobra que és feliç amb el poc que té, i gent amb molts milions que no són gens feliços perquè són desconfiats i es troben sols.

Una consciència tranquil·la sí que t'aportarà la felicitat.

Es tracta de ser conscient que, cuidant el nostre planeta i respectant la resta de persones i animals que hi viuen, milloraràs la salut i el benestar teu i de tots, cosa que farà que et trobis millor i que els altres també ho vegin, i la qüestió és poder compartir tot allò que ens fa feliços!

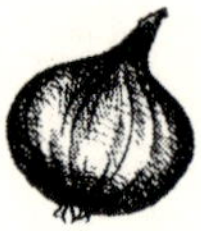

La recerca de la salut de forma equilibrada
i conscient = benestar = felicitat

Sé que sona una mica *hippy* i alternatiu, però si hi penses, segur que hi trobes la lògica. Jo sóc una de les persones amb una ment més neutral del món de la nutrició. Reviso molt cada recomanació quan es parla d'energies i teràpies holístiques. Tinc un pare periodista científic, o sigui que he crescut qüestionant-ho tot i amb la idea de no poder allunyar-me gaire del que la societat dóna per establert. Però he estudiat i treballat amb molts professionals de les dues bandes, i crec que no tothom té la raó, però tothom té la seva part de raó.

Es tracta d'obrir una mica la ment i buscar l'equilibri sense caure en la falta de respecte, integrant un estil de vida que tingui cura del planeta, de la resta de persones, de la teva salut i dels teus desitjos i necessitats.

Quins són els aliments que respecten l'entorn i que aporten més beneficis per a la salut i, per tant, per al nostre benestar i felicitat? Els ecològics, de proximitat, de temporada, envasats de forma correcta i variats (menjar variat és més ecològic per al planeta que menjar molt d'un sol grup d'aliments).

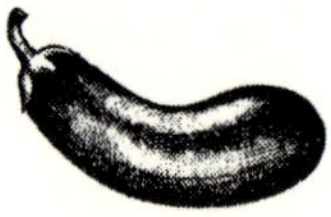

Els ciutadans d'Okinawa, l'illa japonesa amb les persones més longeves del món, mengen molt variat en petits platets, i fins arribar al 80% de la seva gana; no arriben mai al seu límit.

El febrer del 2016, la Unió Europea va publicar * que Espanya és el país d'Europa que més pesticides utilitza als seus conreus. Curiós resultat, tenint en compte que Espanya és també un dels principals països amb més cultius ecològics*. El que passa és que la majoria d'aquests aliments ecològics s'exporten a altres països (no es queden a casa, vaja). A més, hi ha una batalla real entre els professionals de la salut que creuen en l'alimentació ecològica i els que no.

En aquest moment sí que m'he de posicionar, i fins i tot és un tema que m'emprenya una mica. Aquells professionals de la salut que van dient que els aliments de producció ecològica són una estafa, que facin el favor d'actualitzar-se una mica i revisar els estudis que fins i tot les nostres institucions de salut de referència han elaborat,* i així hi podrà haver una mica de consens i la població general no estarà tan marejada i podrà cuidar-se millor.

És cert que cada any surten estudis en contra dels aliments ecològics, però cada vegada n'hi ha més que verifiquen els seus beneficis.

Jo mateixa, quan vaig realitzar una part de les meves pràctiques de nutrició a la reconeguda Fundació Alícia, insistia molt als meus superiors a recomanar aliments ecològics als tallers, i em van dir que sense estudis científics ells mai hi donarien suport. M'ho vaig prendre al peu de la lletra, i amb l'ajuda d'alguns professors meus vam recopilar molt bons estudis. Quan ho vaig presentar a la Fundació, va ser tot un èxit: el mateix director va sortir un matí de la seva oficina per preguntar qui era la tal Neus Elcacho (imagineu-vos la meva cara d'«ostres, què he fet?!»), i en contestar-li va venir directament a felicitar-me per la feina. I és que, de vegades, als nutricionistes, biòlegs i metges més «científics» o convencionals els costa força obrir una mica la ment.

** Les referències bibliogràfiques les trobaràs marcades al text amb un asterisc. Pots consultar la seva procedència a www.ladietadelesemocions.com.*

La majoria de les persones que confien en els aliments ecològics creuen que són millors perquè, a part de tenir menys pesticides químics, tenen més sabor i més nutrients. Però a més, contribueixen a cuidar el planeta, que deixarem de veure'l tal i com és avui dia si no fem res.

Primer de tot, hem de saber què són exactament els aliments ecològics i com diferenciar-los de la resta: es tracta d'aliments que porten un segell que certifica l'actual normativa ecològica europea o d'un país en concret.

El segell més important és l'estàndard europeu. Els altres són segells oficials que segueixen normes una mica diferents i que pertanyen a països concrets (França, Àustria, Alemanya, Suïssa, Anglaterra...). En alguns casos, però, són més estrictes i tot que els europeus. Per exemple, a Europa es permet l'ús d'un total de 48 additius alimentaris per elaborar els aliments ecològics, mentre que associacions de certs països són més restrictives; Demeter, per exemple, només en permet nou.

Això no vol dir que el segell europeu bàsic no sigui suficient, perquè ho és, i molt. D'entre més de mil additius disponibles, hem vist que com a màxim n'accepta 48, i això ja és un avenç.

Què comporta, doncs, menjar ecològic?

BENEFICIS PER AL COS HUMÀ:

- No ingerim pesticides, plaguicides, herbicides, fertilitzants, antibiòtics ni hormones del creixement. Per tant, hi ha menys toxicitat:
    - Menys carcinogenicitat.*
    - Menys efectes d'alteració endocrina.*
    - Menys neurotoxicitat* (a Califòrnia, en estudis d'exposició respiratòria, es van trobar en l'orina de dones embarassades concentracions de metabòlits organofosforats que s'associen amb reflexos anormals en nounats,* i amb complicacions com ara problemes d'atenció en nens de tres a cinc anys).*

- Menys efectes perjudicials sobre la qualitat del semen.*

- Contenen menys additius: colorants, sabors artificials, edulcorants artificials, estabilitzadors, conservants o potenciadors del sabor, com el controvertit glutamat monosòdic. Per tant, menys feina de metabolització o eliminació per part del nostre cos.

- En l'elaboració de productes càrnics ecològics no es permet l'ús de fosfats afegits (una ingesta excessiva de fosfats pot comportar conseqüències per a la salut, especialment a les persones amb problemes vasculars o renals).*

- No contenen greixos hidrogenats o trans (que es relacionen amb problemes cardiovasculars a causa de la generació d'inflamació i calcificació de les cèl·lules arterials,* com la hipercolesterolèmia, la hipertrigliceridèmia, la diabetis… i, per tant, tenen una relació indirecta amb l'obesitat i el sobrepès).*

- Tenen nivells significativament més baixos de cadmi, que és un metall pesant tòxic.

- Un possible desavantatge del blat ecològic podria ser que, com que s'afegeix menys nitrogen a l'adob, llavors tingui menys proteïna que el blat convencional, i això provoqui que, a l'hora de fer el pa, aquest no pugi tan bé. Això implica un menor contingut de gluten i, per tant, hi podria haver menys problemàtiques digestives.* A més, si en l'elaboració de pa s'utilitza massa mare en lloc del llevat, i si el procés de panificació està adaptat al contingut de gluten, llavors es pot arribar a elaborar pa d'alta qualitat utilitzant per exemple blat ecològic de l'Europa central.

- Una avaluació de més de 300 estudis comparatius va revelar que els aliments ecològics tenen més antioxidants (fins a un 69% més), sobretot polifenols* (com que no s'hi poden afegir adobs nitrogenats, les plantes han de crear els seus propis mecanismes de defensa i, d'aquesta manera, augmenten tots els antioxidants).*

- En general tenen més carotenoides, fòsfor i vitamina C.*
- L'oli d'oliva verge ecològic té un nivell més alt d'àcid oleic.*
- El greix de la llet ecològica conté concentracions més altes de CLA (àcids grassos linoleics conjugats), omega-3 i omega-6.*
- Els ous ecològics semblen tenir un contingut d'àcids grassos omega-3* notablement més alt i menys tòxics.*
- No s'accepten envasos amb nanopartícules sintètiques a causa de la possible absorció de l'aliment (poden posar la salut en perill).
- Alguns estudis suggereixen un vincle entre el consum d'aliments orgànics i una disminució del risc de malalties al·lèrgiques, perquè no posen tan a prova el nostre sistema immunitari amb tants components sintètics.*

BENEFICIS PER AL MEDI AMBIENT

Protecció i millora del sòl a causa de:

- Utilització de fertilitzants naturals.
- Ús d'adobs orgànics i de residus dels cultius.
- No utilització de plaguicides. Què fa l'agricultura ecològica per evitar les plagues? S'aplica la rotació de cultius, l'ús de varietats adequades i estables, la promoció dels enemics naturals, el llaurat de rostolls i l'ús d'insectes beneficiosos (per exemple vespes parasitoides).
- Control mecànic de les males herbes (sense herbicides).
- Alta biodiversitat animal gràcies al respecte cap al terreny i l'ambient i els insectes beneficiosos, utilitzant un control biològic de plagues i malalties en lloc de pesticides.

- Menor impacte ambiental. El conreu ecològic de la taronja, per exemple, és més eficient en el consum de recursos, de manera que les emissions de diòxid de carboni es poden reduir més de la meitat.*

Tractament ètic de la ramaderia:

- Els animals es mantenen a l'aire lliure, amb accés regular a pastures.

- La relació entre humans i animals no només afecta el comportament dels animals, sinó també la qualitat dels productes que se'n deriven. Si els vedells joves estan acostumats a una bona relació amb el ramader, tenen més confiança cap a les persones noves i mostren menys respostes d'estrès.

- Molt control en l'ús antibiòtics, només puntualment i deixant el temps suficient per a la bona eliminació abans de la matança. A Espanya el seu ús en carn convencional no ha deixat d'augmentar en els últims anys, sobretot per aconseguir que els porcs creixin més de pressa.*

- Consumeixen un pinso més controlat. No mengen soja ni blat de moro transgènic, i des de l'escàndol de l'encefalopatia espongiforme bovina, conegut popularment com el mal de les vaques boges, a la UE ja no es permet l'ús de productes d'origen animal en l'alimentació del bestiar. Per als porcs i l'aviram, que són omnívors, les proteïnes animals poden ser útils; per aquesta raó s'han elaborat estudis sobre la producció de pinsos proteics a partir de larves d'insectes, substituint una part de la soja ecològica importada (encara no estan, però, aprovats pel govern).

- Menys risc de contaminació de l'aigua.

- No hi ha organismes genèticament modificats (GMO) o transgènics.

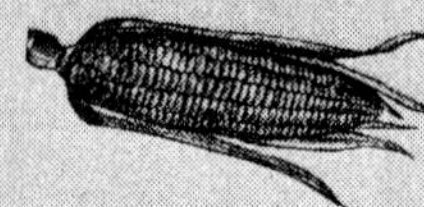

Què són els transgènics i què passa realment amb ells?

Els transgènics són aliments modificats genèticament per millorar-ne el cultiu o la producció. Les varietats transgèniques resultants són resistents a herbicides i/o produeixen un efecte letal sobre els insectes que s'alimenten d'aquestes plantes; per tant, aguanten més i es poden cultivar més i més de pressa. Aquest és un dels motius pels quals els productes ecològics són més cars, perquè no es podran equiparar mai a «la trampa» dels altres.

El problema és que encara no hi ha estudis suficients que analitzin els efectes del consum d'aquests aliments a llarg termini en el cos humà. Els elements de la poma modificada genèticament, per exemple, tenen una ordenació diferent i estan alterats per algun gen (encara que sigui en proporcions mínimes), i no sabem com es manifestaran després dins del cos. Tampoc no sabem si provocaran reaccions al·lèrgiques, de sistema immunitari, etc.

*La majoria de la soja i el blat de moro actuals ja són transgènics. I en el cas del blat de moro (l'únic transgènic autoritzat a Europa de moment), és tal l'expansió del seu cultiu que sovint, a través de l'aire, contamina cultius ecològics, de manera que és molt difícil garantir, quan comprem ecològic, que ho sigui al 100%.**

Sense aquestes noves tecnologies de millora genètica, però, l'agricultura també té èxit; si no, no hauria funcionat mai l'agricultura ecològica a gran escala.

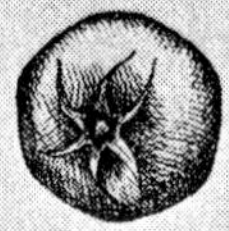

Quins aliments convé més que siguin ecològics?

Carns
Làctics
Ous
Maduixes
Pomes
Nectarines
Préssecs
Api
Raïm
Cireres
Espinacs
Tomàquet
Pebrot
Cogombre
Col arrissada o Kale

L'organització Grup de Treball Ambiental dels Estats Units (EWG) llança cada any la Guia de pesticides en aliments, *basada en l'anàlisi de residus de pesticides que fa l'Agència d'Aliments i Medicaments dels Estats Units. Com més pesticides o tòxics s'hi detecten, més convé que l'aliment sigui ecològic.*

Parlem, però, d'uns resultats una mica dubtosos si tenim en compte, per exemple, que no totes les maduixes provenen de la mateixa zona de cultiu, i que només s'analitzen aliments cultivats als Estats Units (mentre que la majoria d'aliments que trobarem als supermercats provenen de diferents parts del món).

No hi ha cap altra llista d'aquest tipus realitzada per una organització sense pressions monetàries. A Europa és l'EFSA qui hauria de realitzar una llista similar, però, és clar, no es pot arriscar a rebre amenaces de les diferents indústries agrícoles que veurien els seus aliments desprestigiats.

Recordem, però, que Espanya és un dels països que utilitza més pesticides; per tant, és bo tenir tots aquests consells al cap.

Descarrega't aquesta llista del web en format per posar a la nevera.

Curiositat:

Les maduixes abans no eren fruites grans, insípides i aiguoses, sinó baies petites amb un cert toc àcid.

Recordo un pacient que m'explicava que la seva mare treballava en camps de maduixes, que creixien enormes, i que les ruixaven amb pesticides mentre ells anaven amb màscares, i com després agafaven les que estaven fetes malbé per netejar-les amb productes químics molt agressius i convertir-les en melmelades o maduixes per a iogurts o batuts. M'explicava també la diferència que hi havia amb la zona de maduixes ecològiques, que els donaven molta més feina perquè havien d'anar amb més cura i tardaven molt més temps a créixer.

No tothom, però, es pot permetre una dieta totalment ecològica per a tota la família: és difícil accedir-hi (normalment has de fer la compra en diversos llocs, o bé no ho tens a prop, i necessites més coneixement i temps per organitzar la compra) i és més car. Vet aquí alguns consells:

- Prioritza els aliments que en la versió convencional tenen més pesticides o aquells que no es poden pelar.

- Prioritza els aliments que menges en més quantitat o més cops (què menges més al llarg del dia: verdures?, cereals?, carn?, pa?).

- Pela (o renta a fons en el cas que no es pugui) qualsevol fruita o verdura.

- Sobretot, dóna el més ecològic possible a bebès, nens petits, persones amb sensibilitat química múltiple, persones amb malalties relacionades amb el sistema nerviós o del fetge, ronyons o intestins (grups de població amb més risc de toxicitat o relació d'inconvenients).

QUÈ NO INCLOUEN LES NORMATIVES D'ALIMENTACIÓ ECOLÒGICA?

Els aliments ecològics es poden contaminar també de les substàncies que contenen els seus envasos, tant com els aliments convencionals. Hi pot haver substàncies que, a nivells baixos de concentració,* poden ser disruptors endocrins (que desequilibren les hormones), com els ftalats, que poden migrar des de les tapes dels pots de cigrons o salses, o el bisfenol A, que pot passar (encara que l'aliment no hagi estat escalfat) des del plàstic de les carmanyoles o els biberons infantils, o des de les llaunes d'alumini de begudes i conserves. El paper i el cartró, siguin o no reciclats, poden alliberar benzofenona (un component de l'oli mineral) i components minerals de la tinta.

A Suïssa, al contrari que a la UE, el paper reciclat no es pot utilitzar com a material per als envasos que estiguin en contacte directe amb els productes alimentaris, i al Regne Unit la Soil Association només permet utilitzar paper reciclat elaborat sense clor (PFC).

Tot i que cada vegada inventen més taps i capes protectores sense ftalats, per exemple, la conversió total dels sistemes d'envàs i embalatge de les marques és complicada i cara, i moltes ni tan sols s'ho plantegen.

I pel que fa a la concentració dels disruptors endocrins en envasos, encara queden molts estudis per comprovar-ho i molta feina perquè els governs ho regulin.

Què proposo ara com ara?

- Comprar aliments amb el mínim de plàstics i llaunes possible, començant per la fruita, mai envasada (i anar a llocs on la puguis pesar i comprar sense haver-la de ficar dins una bossa de plàstic).
- A casa, les carmanyoles i ampolles, sempre de vidre (cada cop que compris un pot de vidre, neteja'l i desa'l, et servirà per guardar i conservar molts altres aliments).

No s'han d'escalfar els aliments en els envasos ni amb culleres de plàstic, ni posar aliments calents en envasos, ni tan sols demanar pizzes servides dins de cartró.

Tòxics versus ecològics, més enllà dels aliments

Ja sabem que la contaminació és un dels principals motius pels quals estem constantment inhalant tòxics que també hem de processar. A part de viure més a prop de la natura o de passar-hi tant temps com puguem, hem de tenir en compte que hi ha productes d'ús quotidià que ens poden estar intoxicant cada dia a través de la inhalació. Parlem de pintures i productes de neteja, d'higiene i de bellesa. Recomano també que siguin sempre ecològics, doncs.

Entre altres, poden contenir parabens, que tenen un perill cancerigen potencial (hi ha estudis que han trobat alts nivells de parabens en dones amb tumor de mama).*

A més, l'excés de productes de neteja fa que tinguem una mancança de diversitat de la microbiota (flora intestinal) i més susceptibilitat a malalties inflamatòries i desequilibris en el sistema immunitari i nerviós.

A casa, utilitzeu productes d'higiene ecològics (o, si més no, penseu que amb vinagre, llimona, sabó i oli essencial d'arbre del te ja podeu netejar molt bé).

També notareu una gran diferència a la pell amb l'ús de productes d'higiene i bellesa ecològics. He vist pells molt seques que, només canviant a gels de dutxa ecològics, ja no han necessitat més cremes hidratants, i pells mixtes totalment descompensades que han arribat a compensar les parts més seques, greixoses i sensibles.

La pell ho absorbeix tot, i si la tractem amb cura i sense agredir-la, ens ho agraïrà.

ALIMENTS DE PROXIMITAT O QUILÒMETRE 0 (KM 0)

Cal que una poma faci la volta al món per arribar a casa teva? Que no tenim producció de pomes a la vora? És curiós com, si fem un tomb per la fruiteria d'un supermercat convencional, veurem que hi ha aliments molt normals que vénen de molt lluny, tot i que aquí fa molt bon temps i tenim molta agricultura i ramaderia.

La culpa de qui és? En part és nostra, per voler aliments que no es poden cultivar durant tot l'any. Si apostem per comprar només aliments de proximitat o de km0 (de la zona més propera possible) aconseguirem beneficis molt potents: són més frescos i, per tant, conserven més bé les vitamines i els minerals de l'aliment; tenen més sabor; afavoreixen les economies locals, i són més sostenibles per al planeta.

En el cas dels espàrrecs i les papaies que arriben a Europa per via aèria, aquest transport és justament el que més contribueix a un efecte climàtic negatiu. Així mateix, en el cas de les hortalisses produïdes en hivernacles perquè no són de temporada, i encara que estiguin aquí al costat, la calefacció d'aquests hivernacles sí que funciona a base d'energia fòssil, la qual és també responsable d'efectes climàtics negatius, gairebé pitjor que en l'altre cas. Un altre factor important a considerar, relacionat amb la petjada de carboni d'un producte, és l'energia utilitzada en el seu emmagatzematge en atmosfera controlada.

Així doncs, el que hauríem d'intentar menjar són més aliments pertanyents a l'època en què estem, sense envasar i mirant les etiquetes de procedència.

No ens deixem enganyar tampoc per aquelles fruiteries que posen cartells casolans d'«eco» o «aliments de proximitat». Potser tenen productes amb més pesticides que ningú, encara que estiguin al costat de casa, i ens estan prenent el pèl. A casa ens ha passat d'anar a comprar a una fruiteria del barri que tenia cartells amb eslògans casolans de fruita i verdura «km 0,750» i veure que ens regalen ous (cosa que agraïm molt), però del número 3 (els pitjors).

Repeteixo, que no et faci vergonya: pregunta, llegeix etiquetes i revisa. Que no et donin gat per llebre!

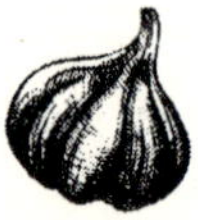

Què és el segell slow food*?*

Sota aquest segell regulat s'agrupen restaurants que es proveeixen d'una agricultura i una ramaderia compromeses amb l'entorn directe. Utilitzant el màxim d'aliments ecològics i de temporada, només poden tenir aliments produïts en un radi inferior a 100 km al voltant del restaurant.

És una forma de reivindicació i diferenciació de restaurants que segueixen una agricultura intensiva que s'allunya molt del respecte cap als pagesos, la terra i la salut. La seva característica principal? Al·lucinaràs amb el sabor dels seus plats.

LA IMPORTÀNCIA DE MENJAR ALIMENTS DE TEMPORADA

Com us deia, és millor consumir la fruita i la verdura quan estan en el seu millor moment, tant pel nivell d'aportació de nutrients com per l'aroma.

No podem menjar síndria o meló per Nadal, no toca: com vèiem abans, no és sostenible portar-ho d'una altra punta del món on sí que es pot cultivar, i al nostre cos no li va gaire bé.

Per què? A l'hivern el nostre cos necessita protegir-se del fred i nodrir-se bé, per això necessita aliments que l'escalfin i siguin rics en minerals, per enfortir els ossos i les articulacions.

Així, menjar moltes amanides i molta fruita a l'hivern no ens ajuda gaire en aquest sentit, el nostre sistema digestiu necessita més energia per escalfar-se. Si se't posen bé, endavant, però a la consulta cada vegada veig més persones que a l'hivern no poden menjar continuadament crus, perquè els debiliten tant a nivell digestiu com energètic.

Què escalfa el cos a l'hivern? Coccions llargues, verdures amb arrels i cols, llegums, caldos amb ossos i espines, fruits secs, all, canyella... i aliments picants que ens facin entrar en calor, com ara el gingebre, que hi ha estudis que el descriuen com a antiinflamatori.* El fajol, un cereal amb forma triangular, ajuda a escalfar molt l'organisme (molts excursionistes d'alta muntanya se n'emporten).

A la primavera ja podem menjar més aliments crus, o amb coccions curtes i lleugeres, com els saltats.

A l'estiu el cos ens demana abaixar les temperatures i hidratar-nos, per això augmentar la quantitat de fruites i amanides ens fa sentir tan bé. A més, verdures amargues com les endívies, la ruca, els créixens o la dent de lleó ens ajudaran a fer circular més bé la sang i a drenar l'excés de líquid, que és tan molest en aquesta època, a fi de millorar les cames pesades i la inflor de mans i peus.

A la tardor, quan comença a refrescar, hem de vigilar i estimular el nostre sistema immunitari i respiratori; per això van tan bé els bolets, que són tan d'aquesta època, o les peres i els naps, que ajuden a fluïdificar les mucositats dels primers refredats.

A Espanya tenim diferents calendaris de fruites i verdures; tanmateix, alguns són massa genèrics i no tenen en compte la producció de temporada en si o la producció ecològica, mentre que d'altres se centren només en alguns territoris, com el català.

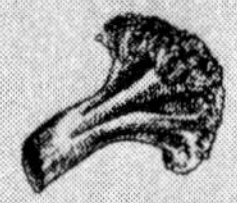

Quadre de temporalitat

FRUITA:

Gener: *kiwi, llimona, mandarina, taronja, plàtan, aranja, poma*

Febrer: *kiwi, llimona, mandarina, taronja, plàtan, aranja*

Març: *maduixes, kiwi, llimona, taronja, plàtan, aranja*

Abril: *maduixes, llimona, taronja, nespres, plàtan, aranja*

Maig: *albercoc, cireres, maduixes, llimona, préssec, nespres, plàtan*

Juny: *alvocat, albercoc, cireres, pruna, gerds, préssec, meló, nectarina, plàtan, síndria,maduixes*

Juliol: *alvocat, albercoc, figues, cireres, pruna, gerds, préssec, meló, nectarina, paraguaià, pera, plàtan, síndria*

Agost: *alvocat, pruna, gerds, figues, mango, poma, préssec, meló, nectarina, paraguaià, pera, plàtan, síndria*

Setembre: *alvocat, magrana, figues, mango, poma, préssec, meló, codony, nectarina, pera, plàtan, raïm*

Octubre: *alvocat, caqui, xirimoia, magrana, kiwi, mango, poma, pera, plàtan, raïm, codony, mandarina*

Novembre: *caqui, xirimoia, magrana, kiwi, llimona, mandarina, mango, poma, taronja, pera, plàtan, raïm, codony*

Desembre: *kiwi, llimona, mandarina, poma, raïm, xirimoia, taronja, aranja*

VERDURES:

Només durant l'hivern, i part de la primavera i la tardor:

All i ceba tendres, api, bledes, bròquil, calçots, carbassa, carxofes, cols de Brussel·les, col lombarda

Només durant la primavera: espàrrecs verds

Només durant l'estiu i principis de tardor: albergínia, carbassó, cogombre, mongeta tendra, pebrot verd, tomàquet

ON PODEM COMPRAR ALIMENTS ECOLÒGICS, DE KM 0 O DE TEMPORADA

- Carn i peix: als supermercats ecològics o amb secció ecològica, o en webs amb distribució a domicili i algunes parades de mercats municipals.
- Fruites i verdures: en parades a la plaça o al mercat, supermercats ecològics i cooperatives de consum que porten a domicili o distribueixen en herbodietètiques.
- Pa: en forns de pa especialitzats, i webs amb distribució a domicili.
- Cereals, llegums, fruits secs i altres, en herbodietètiques, supermercats ecològics o amb secció ecològica.

Al web trobaràs un llistat de llocs i webs de confiança on pots comprar.

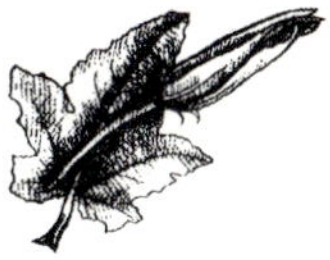

Que un aliment estigui en un herbolari no vol dir que sigui ecològic ni sa!

Moltes persones, quan es comencen a interessar per l'alimentació saludable, van a comprar a herbolaris i supermercats ecològics confiant-hi completament.

Compte, perquè no tot el que s'hi pot comprar és ecològic, i no tot el que hi trobaràs està lliure de sucres, melasses, xarops, sal o greixos no saludables. Ja sé que sóc una mica pesada, però cal mirar les etiquetes.

Per què hem d'anar amb compte amb la piràmide alimentària o el «menjar una mica de tot»

Actualment el 60% de les morts al primer món estan lligades a tres grans temes relacionats amb l'estil de vida:* malalties cardiovasculars (causen 17 milions de morts a l'any), càncer (7,6 milions de morts a l'any) i diabetis (1,3 milions de morts a l'any).

Espanya és el segon país d'Europa amb més sobrepès. Ens movem menys i mengem més que mai, però ingerir més calories no vol dir que mengem més nutrients; més aviat passa al revés: solem fer un mal equilibri d'ingestió de nutrients i molts cops tenim una mala absorció a causa de les males digestions, l'estrès i el fet de no mastegar bé.

La prevenció va lligada a menjar molta fruita i verdura, no fumar, beure poquíssim o gens d'alcohol, fer exercici regular i mantenir un pes saludable.* Factors que sabem de memòria, però que molt poca gent compleix: l'1% per ser exactes (maco el percentatge, eh?). I sempre ens traiem de la màniga alguna excusa per no fer-ho: no tinc temps, ho faré quan tingui vacances, o quan acabi la feina, o quan els nens ja no siguin a casa, és massa car, necessito socialitzar-me, d'alguna cosa he de morir… No us culpo, jo també he dit tot això en algun moment de la meva vida.

Seguim una dieta mediterrània o el que sempre ens han aconsellat des de la coneguda *piràmide nutricional*, però, podria ser que el que ens estan recomanant no funcioni tan bé com se suposa?

Per analitzar la piràmide alimentària actual, és important repassar d'on provenen les piràmides alimentàries i què i qui hi ha al darrere.

La falsa idea que el consum d'ous s'ha de vigilar i que d'hidrats de carboni se n'han de menjar molts cada dia sorgeix a la dècada dels setanta, quan l'Associació Americana del Cor va relacionar els nivells elevats de colesterol amb el consum excessiu de mantega, ous i vedella, i amb la mortalitat per malaltia coronària. Llavors, el Departament d'Agricultura dels Estats Units va començar a recomanar la reducció d'aquests aliments, tot augmentant sobretot el grup dels hidrats de carboni o cereals (pa, pasta, arròs...).

Les diferents indústries alimentàries i farmacèutiques (empreses amb interessos econòmics) sempre han tingut molt bona relació amb els governs i, per tant, amb el que acabaven sent les recomanacions de salut i alimentació a la població.

El 1991, el Departament d'Agricultura dels Estats Units i el Departament de Salut i Serveis Humans dels Estats Units es van unir per crear la primera piràmide alimentària i van publicar la *Food Guide Pyramid* el 1992. En aquesta primera piràmide es veu com la base, és a dir, el grup d'aliments més important, són els hidrats de carboni o carbohidrats en forma de pa, pasta, arròs i crackers, i se'n recomanen de sis a onze racions diàries. Després, veiem recomanades menys racions de fruites i verdures (de dues a cinc racions), proteïnes animals i vegetals (carn, peix, ous, llegums, fruits secs i làctics (de dues a tres racions) i, finalment, com a consum puntual, els greixos, olis i dolços.

No va ser fins l'any 2013 que la Universitat de Harvard va fer un pas endavant i va actualitzar les diferents recomanacions de piràmides fetes fins aleshores amb el seu Healthy Eating Plate, on es mostren més verdures que cereals i es parla d'evitar fregits, greixos trans, sucres i carns processades i de limitar làctics i sucs, sense esmentar cap tipus de consum d'alcohol. Un canvi que s'estava esperant des de feia molts anys.

Però la piràmide espanyola elaborada per la SENC (la Societat Espanyola de Nutrició Comunitària) seguia sense actualitzar-se l'any 2017. És la que se'ns explica a les escoles i la que veiem als mitjans. Se segueix recomanant menjar més cereals que verdures, i s'accepta el consum d'alcohol i sucres i processats amb moderació.

Quin és el problema, doncs, de les nostres piràmides alimentàries?

- Estan antiquades en relació als coneixements científics actuals i gairebé no han tingut modificacions en més de vint anys (més enllà que ara prioritzen més que mai l'oli d'oliva verge extra i afegeixen la nota que els cereals, millor si són integrals).

- Segueixen prioritzant els cereals, farinacis o hidrats de carboni a la base, quan les institucions científiques més importants de salut ja fa temps que prioritzen les fruites i verdures.

- No es parla de la qualitat dels aliments: naturals *versus* processats.

- La carn vermella no hauria d'estar al mateix nivell que la processada (veurem per què en capítols posteriors).

- Se segueixen mencionant les begudes amb alcohol, els embotits i els dolços.

- Se segueixen recomanant els làctics com a «obligatoris».

- No és gens clara. A la filera de vegetals s'hi llegeix «2-3 al dia verdures + fruites + 5 racions cada dia». Suposem que vol dir que recomanen dues o tres racions al dia de verdures i més de cinc racions al dia de fruites.

- Cap consumidor final és capaç de saber per si sol la quantitat de cereals o hidrats de carboni que li toquen «segons el seu grau d'activitat física» (piràmide SENC); és doncs una eina molt difícil si no ets professional de la salut o la nutrició.
- Tampoc es parla d'altres cereals sencers (integrals) saludables menys coneguts, com ara l'espelta o el kamut, entre altres.

Com pot ser que costi tant avançar i modificar unes recomanacions generals tan importants? Per què no s'expliquen els conceptes amb claredat?

Encara hi segueix havent una gran pressió de les diverses indústries alimentàries a tot el món.

Fins l'any 2015, investigadors de la Universitat de Califòrnia no van publicar un estudi a partir de 319 documents interns de la indústria del sucre produïts entre els anys 1959 i 1971, en els quals es veia com van influir en el Programa Nacional contra la Càries per tal que no s'assenyalés directament el sucre com a causant.

Se sap també que, quan hi va haver la «crisi» en què l'OMS va relacionar el consum de carn vermella processada amb el càncer, les diferents indústries càrniques van contractar una consultora de comunicació amb un pressupost molt alt per contrarestar els efectes negatius d'aquella informació. Una de les tècniques utilitzades per fer-ho va ser recórrer a diferents experts científics en oncologia, nutrició, pediatria i medicina de família i comunitària per desacreditar l'estudi sense que admetessin que tenien relació directa amb la indústria.

Hi ha empreses de comunicació especialitzades en crisis d'aquest tipus, moltes, i molt bones. I aconsegueixen que ens ho creiem tot.

Tornant a la piràmide alimentària creada per la SENC, hi ha un detall curiós, que és que la seva presentació oficial es va realitzar dins d'un curs d'estiu del 2015 anomenat *Avances en Nutrición y Salud Pública; A propósito del Equilibrio en el Balance Energético*, en què el patrocinador oficial era Coca-Cola.

L'Associació de Dietistes-Nutricionistes d'Espanya (AEDN), creada el 1988 (anomenada després Fundació de Dietistes-Nutricionistes d'Espanya i Acadèmia Espanyola de Dietistes-Nutricionistes), és la principal font de coneixement científic per a la difusió i educació alimentària a Espanya, i no ha deixat de rebre finançament de la indústria (Nestlé, Kellogg's i Unilever) fins al març del 2017, gràcies al munt de sol·licituds que vam fer molts professionals de la nutrició.

La Fundació Dieta Mediterrània, d'altra banda, té com a patrocinadors empreses del món del vi, la mantega, els làctics i el cava.

COM HAURIA DE SER REALMENT AQUESTA PIRÀMIDE ALIMENTÀRIA?

«La comunitat científica dóna suport a la idea que una alimentació centrada principalment en aliments d'origen vegetal, que redueixi el consum habitual de productes d'origen animal i els processats i refinats, és l'opció més saludable».

Julio Basulto
Nutricionista i professor

Crec que l'única cosa amb la qual estem completament d'acord tots els nutricionistes és que la base de la nostra alimentació pel que fa a quantitat i regularitat de consum haurien de ser les verdures. També s'haurien de reduir els cereals (arròs, pasta...), i parlar de la importància que siguin integrals o complets.

S'hauria de parlar també de la importància de la qualitat dels aliments, siguin vegetals o animals, perquè no tots estan tractats de la mateixa manera i el consumidor final va molt perdut per diferenciar què és bo i què no tant.

I s'haurien de treure de la piràmide nutricional aliments que no ens nodreixen, sinó que ens aporten més inconvenients que beneficis, com ara l'alcohol o els aliments que contenen sucre o greixos de mala qualitat (processats).

LA PIRÀMIDE ALIMENTÀRIA SALUDABLE REAL

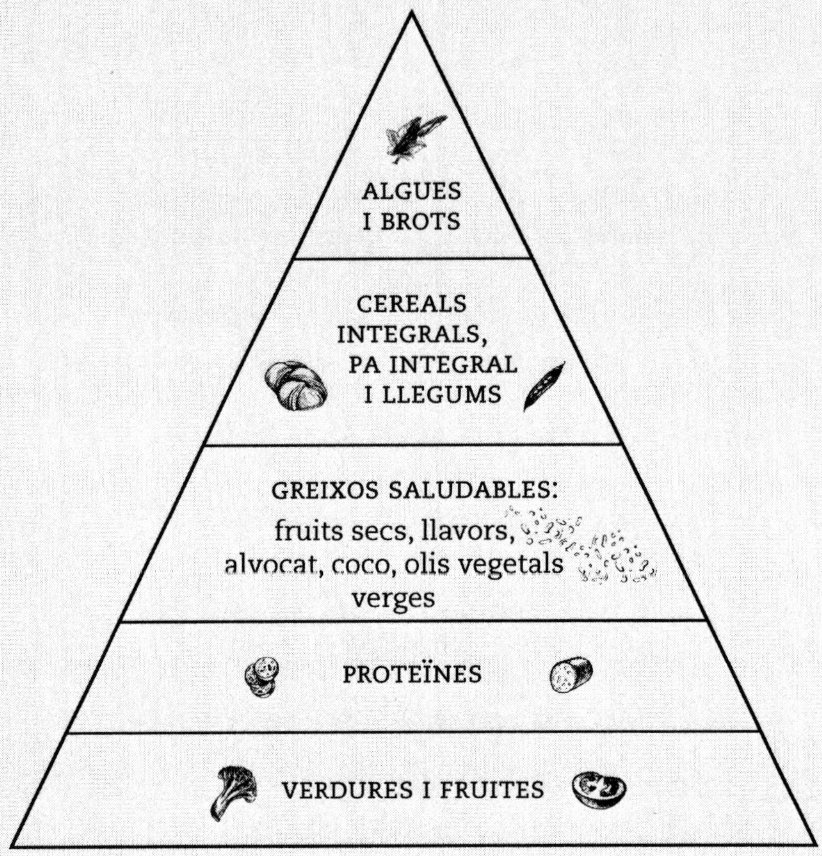

El consum diari de brioxeria i/o carns processades augmenta el risc de patir símptomes de depressió en un 60%.*

▶ VERDURES I FRUITES

Es recomana prendre 3 racions de verdura al dia i 2-3 peces de fruita, amb l'opció de reduir aquestes últimes en persones a qui no se'ls posin bé o que sempre tinguin molt fred, i en general a l'hivern, i augmentar-les a l'estiu.

Quan parlem de racions de verdures parlem de 150 a 200 g, és a dir, el que seria equivalent a 1 poma, 1 pastanaga, 1 albergínia,...

Com podem menjar les verdures? Saltades a la planxa, al wok, fetes a la papillota, al microones, al forn, bullides (amb olla normal o a pressió), al vapor, a la brasa puntualment, en amanida, deshidratades, germinades (com els germinats de bròquil), fermentades (com el xucrut), en truites, hamburgueses vegetals, patés vegetals, en cremes de verdures o batuts verds.

Proteïnes

De carn i peix la ració no hauria de superar els 100-120 g.

Jo no recomano menjar-ne més de 3-4 cops a la setmana de carn i 3-4 cops a la setmana de peix, i quan ho feu que sigui de la màxima qualitat (eco).

Carn:

El consum de carn és un dels principals problemes mediambientals, i el seu excés al cos humà pot perjudicar fetge, ronyons i intestins.

Peix:

Peixos blaus recomanats: sorell, sardines, anxoves, seitons, turbot, congre, arengada, anguila.

Peixos blancs recomanats: lluç, llucet, llenguado, marraix, bacallà, llobarro, rap, turbot, mero, perca, dorada.

L'alt consum de peix al món està acabant amb la biodiversitat dels mars. Demana peix salvatge sempre que puguis. Evita tonyina en llauna, salmó que no sigui d'aqüicultura ecològica certificada, la panga i l'halibut. No xuclis el cap de les gambes. Vigila amb el consum de musclos (no cada setmana). Aprèn a cuinar en general el peix amb algues (si no tens problemes de tiroides) o llorer per ajudar a no absorbir tants metalls pesants al cos. Compra peix congelat sempre que sigui només peix i el descongelis bé.

Ous:

Menjar aliments amb colesterol NO fa augmentar els nivells sanguinis de colesterol i per tant NO augmenta el risc cardiovascular. El sedentarisme i el sucre sí. Pots menjar ous ecològics cada dia sense problemes.

Proteïnes vegetals:

Llegums (i derivats de la soja com el tofu o el tempeh), pseudocereals (quinoa, fajol, amarant, tef), fruits secs, llavors (xia, cànem, ...), espirulina, seitan d'espelta.

Greixos saludables:

Llavors, fruits secs, olis d'oliva extra verge de primera pressió ecològic, olis de llavors (lli, sèsam, cànem...), alvocat i el seu oli, coco i el seu oli, alvocat, ous, peix blau de mida petita, carns ecològiques. Ració de greixos: 1 ració petita en cada àpat (una cullerada de llavors, o un grapadet petit de fruits secs, o 1-2 ous, o mig alvocat, o 1 cullerada de coco, o 2 cullerades d'oli, o una culleradeta de ghee o mantega clarificada).

Cereals integrals:

Els cereals no són imprescindibles. La glucosa que contenen, sí. La podem obtenir també a partir de verdures i sobretot dels llegums, la fruita i algunes hortalisses i tubercles com la patata, la pastanaga, la carbassa, la iuca, el moniato, la nyàmera, el nyam, la remolatxa i la xirivia.

Si mengem cereals, que siguin integrals (complets) i cal reduir al màxim el blat actual (i el pa convencional).

Els cereals integrals conserven la closca, on trobem:

La fibra:

un component essencial amb efecte prebiòtic (menjar dels nostres bacteris) i per tant, millora de la nostra salut intestinal i, indirectament, salut immunitària, nerviosa i hormonal.

▌La major part de vitamines i minerals. Per tant, els cereals integrals nutricionalment són molt millors i n'hauria de prendre tothom, no només aquelles persones que no van bé al wc.

La ració no és un plat sencer, sinó uns 50-60 g en cru (no arriba a mig plat un cop cuit).

Els làctics s'han relacionat amb problemes digestius, deficiències de ferro, al·lèrgies, sinusitis, erupcions a la pell, acne, infeccions... No en prenguis cada dia i menys si no són ecològics. Si pot ser, en forma de quefir. I si podem escollir, de cabra o d'ovella.

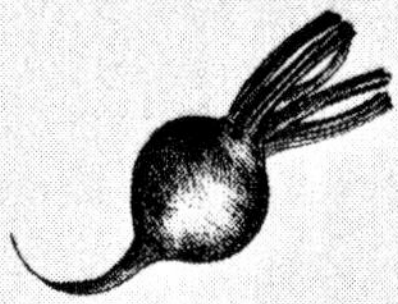

Llista d'anar a comprar (subratlla el que necessitis)

Verdures

Carbassó, albergínia, pebrot, ceba, ceba tendra, alls, alls tendres, espàrrecs, bolets, porro, carbassa, api, nap, xirivia, fonoll, mongeta tendra, pastanaga, pèsols, espinacs, bledes, col, coliflor, bròquil, bròcoli, col arrissada o kale, cols de Brussel·les, carxofes, enciam de roure, ruca, canonges, endívia, escarola, tomàquet, remolatxa, ravenets, col llombarda, cogombre, verdures fermentades, germinats, algues, flors comestibles

Fruites

Taronja, mandarina, aranja, llimona, poma, pera, plàtan i banana, kiwi, maduixes, nabius, gerds, nectarina, préssec, paraguaià, albercoc, nespra, cireres, pruna, figa, meló, síndria, caqui, xirimoia, papaia, mango, magrana, raïm

Processats de qualitat

Llet vegetal: *d'arròs, ametlla, coco, civada...*

Pa integral de qualitat: *fajol, amarant, arròs, xeixa, escanda, kamut, tef...*

Ghee (mantega clarificada)

Formatge, iogurt o quefir eco de cabra o ovella...

Tahina

Paté vegetal o crema de fruits secs, sense sucre

Crema de verdures eco (només verdures)

Proteïna animal

Pollastre, gall dindi, conill, vedella... eco

Pernil ibèric...

Ous eco

Peix blau: *sorell, sardines, anxoves, seitons, turbot, congre, arengada, anguila.*

Peix blanc: *lluç, llucet, llenguado, marraix, bacallà, llobarro, rap, turbot, mero, perca, dorada i marisc de qualitat: escamarlans, llagostins, gambes...*

Llavors

Sèsam, lli, xia, gira-sol, carbassa, cànem, rosella...

Fruits secs

Ametlles, avellanes, pinyons, nous, nous del Brasil o de macadàmia, festucs, anacards, castanyes, dàtils, panses...

Llegums

Llenties, llenties vermelles, cigrons, mongeta blanca, azukis...

Cereals

Arròs integral, pasta integral de qualitat, quinoa, mill, fajol, polenta eco...

Olis

Oli d'oliva verge extra, oli de coco (a l'hivern se sol solidificar i convertir-se en una espècie de mantega), de lli, de cànem, vinagre de poma, umeboshi...

Espècies i herbes aromàtiques

Gingebre, cúrcuma, cacau pur en pols, canyella, vainilla pura en pols, julivert, orenga, alfàbrega, comí, coriandre, safrà, farigola, romaní, llorer, saüc, gomasi (sal de sèsam), sal d'herbes, pebre, nou moscada...

Infusions

Amb teïna de més a menys: te negre, te vermell, te verd, te blanc

Sense teïna: bancha, sencha, kukicha, rooibos

Boldo o carxofera per netejar el fetge

Cua de cavall per millorar la retenció de líquids i la diüresi dels ronyons

Anís estrellat o fonoll si hi ha gasos

Romaní i/o menta si hi ha males digestions o refredats

Regalèssia si hi ha tensió baixa

Passiflora, valeriana, til·la o melissa si ha tensió elevada, ansietat o insomni

Altres

Llevat nutricional, bicarbonat, farina de coco, espirulina en pols, aigua amb gas, kombucha, rejuvelac...

Com cal organitzar la cuina i que la cuina no se't mengi a tu

Nevera:

A la porta cal deixar: ous, caldo, crema de verdures, aigües fresquetes a l'estiu, kombucha, llets, olis de llavors i llavors mòltes, pots preparats de salses, ghee (mantega clarificada) i patés

Als calaixos de menys temperatura:
Verdura i fruita

Prestatge de dalt de tot:
formatges, iogurts i postres vegetals, gelatines, púdings

Altres prestatges:
peixos, carns, verdures fermentades, germinats

*Et recomano embolicar amb paper de cuina una mica humit ingredients com el julivert, la ruca i els bolets.

Congelador:

Verdures com mongetes tendres, espinacs, bledes, pèsols, carxofes, espàrrecs, bròquil, coliflor, fruits vermells, peix, carn, pa tallat i plats que et sobrin.

Armari:

Cereals i farines (a l'estiu, perquè no et surtin insectes, els pots guardar a la nevera en un pot vidre), llegums, fruits secs i llavors guardats en pots de vidre, patés, cremes i llets sense obrir, algues

Calaix o armari per a bàsics, que no els toqui la llum ni la calor:
Oli d'oliva verge extra i vinagre, sal, espècies i herbes aromàtiques, ceba, alls, patates, moniatos, infusions

Sobre la taula o el marbre:

Fruita

Per què hem de vigilar amb els aliments que es publiciten

És important parlar una mica més de la pressió i el «rentat» de cervell, o desinformació, que fan les campanyes de màrqueting de begudes i aliments. Ens transmeten missatges nutricionals erronis i confusos, però molt ben dissimulats i convincents i ens els acabem creient i aplicant.

El màrqueting inverteix milions de dòlars i euros cada any en campanyes de comunicació per convèncer-nos que necessitem menjar i beure productes de qualitat dubtosa o ultraprocessats, en lloc de menjar aliments reals (els de tota la vida).

Segur que heu sentir parlar de certs productes *light*, com ara galetes «digestives» o cereals integrals o amb fibra que se suposa que ajuden a aprimar-se; certs productes làctics que van bé per a les defenses, o per anar més al vàter, o per cuidar el cor, i missatges com que «la carn de porc és la nova carn blanca».

És important puntualitzar de nou que a les grans empreses alimentàries els interessa tenir institucions o organitzacions de metges, pediatres i nutricionistes al costat per poder utilitzar el seu nom i així transmetre al públic una certa sensació de tranquil·litat i seguretat.

Quan unes galetes porten a l'envàs el segell de l'Associació Espanyola de Pediatria, els pares estan convençuts que aquelles galetes seran el millor que els poden donar als seus fills, sense parar-se al detall de veure què porten exactament.

Altres marques directament s'apunten al carro de les modes *healthy* i creen versions *light*, *healthy*, *life*, eco, bio o *green*. Com si això els fes totalment saludables i responsables.

És increïble que la majoria de la gent tingui nocions d'alimentació saludable «gràcies» al que surt a la tele, i sobretot als anuncis. Que ens diguin que un làctic abaixa el colesterol, que una crema de xocolata molt coneguda és l'esmorzar més energètic, que uns fideus precuinats que s'escalfen al microones són la millor opció per sopar, o que un pa de motllo que dura mesos intacte és l'opció més sana, i el que és pitjor, que nosaltres ens ho creguem tot, és per posar-se les mans al cap.

He estudiat relacions públiques i publicitat, i he treballat en algunes empreses d'aquest sector. Conec de quina manera s'estudia el funcionament del cervell humà i com es dóna la volta als arguments per vendre'ns «allò que necessitem», tocant-nos les emocions a través dels sentits i els records.

Així que, si us plau, o veieu menys la tele, o canvieu sempre que hi hagi anuncis, o feu altres coses quan hi hagi anuncis, o feu el favor de no creure-us absolutament res dels anuncis relacionats amb el menjar. Aneu a un nutricionista si us veieu perduts amb el que heu de menjar i com organitzar-ho.

BOTIGUES ORGANITZADES PER VENDRE

Sabies que les botigues estan superestudiades perquè hi passis el màxim de temps possible i acabis comprant alguna cosa que no tenies pensat comprar?

Ho fan a través de:

- La rotació de productes: No t'ha passat mai que vas a un supermercat i t'han canviat tota l'organització? Ho fan expressament perquè busquis i trobis més coses.
- Els productes que tenen un preu més alt o que interessa vendre més estan a l'altura dels nostres ulls, mentre que els més econòmics són a la part superior o inferior del prestatge. I a les seccions on hi ha aliments o productes per a nens, estan a la seva alçada.
- Fixeu-vos que els terres solen ser molt brillants. Això fa que el nostre inconscient pensi que rellisca i involuntàriament caminem més a poc a poc.
- Els productes de primera necessitat, com ara la fruita, el peix o la carn, estan situats al final de tot del supermercat perquè hagis de creuar tots els passadissos i hi hagi més oportunitats de compra d'altres tipus d'aliments.
- Ens han acostumat que els cartells en vermell són d'oferta, i ara els estan començant a fer servir per anunciar qualsevol producte, encara que no estigui d'oferta, perquè el veiem i «caiem a la trampa».
- Les cistelles i els carros són cada vegada més grans perquè no tinguis la sensació que compres molt (us recordeu de les cistelles vermelles d'abans, que eren més petites?).
- Les fleques o forns de pa solen estar ubicat en llocs estratègics perquè l'olor i la visió del producte t'arribin fàcilment, a tu i a les teves glàndules salivals. Un perill, doncs, si comprem a mig matí o mitja tarda.
- Et suggereixen combinacions d'aliments del tipus maduixes i nata posant-les enmig de la fruiteria, o patates i guacamole...
- Col·loquen productes com piles, mitjons, pasta de dents, xiclets i xocolata a la cua de la caixa perquè ho compris més fàcilment, de manera impulsiva, amb l'excusa que «sempre van bé».

- Solen posar música tranquil·la als supermercats (perquè t'ho miris tot amb calma) i música molt moguda a les tendes de roba (perquè compris compulsivament).
- Estem habituats a anar per la dreta, per això en la majoria de supermercats els productes que són més temptadors i que es vol comercialitzar en major volum es col·loquen a la dreta.
- Les botigues més modernes (molt comú a Londres i Nova York) deixen espais dins la botiga per fer altres activitats a part de comprar perquè t'hi quedis més estona: llegir llibres, prendre un cafè (no només en supermercats, també en botigues de decoració, sabateries…).

Compte també amb els envasos BIG. A la nostra societat hi ha constantment «proves» que ens inciten a «estalviar», però en realitat paguem i mengem més. En el cas de les capses de crispetes, per exemple, només sol haver-hi un parell d'euros entre la capsa mitjana i la gran, però la diferència de quantitat és força gran; tens doncs dues hores de pel·lícula per no parar de menjar sense adonar-te'n.

També passa molt amb les begudes amb gas, els làctics, els gelats... i també en forns de pa amb els productes de brioxeria o pastisseria. No has comprat mai un 2 × 1 al forn de pa, no perquè en vulguis dos, sinó perquè tens la sensació que estalvies? I t'acabes menjant dues magdalenes o dos dònuts, que van directament al teu *coulant.*

ON I COM HEM DE COMPRAR, DONCS?

És important assumir que segurament no podrem fer tota la compra al mateix lloc. Per començar, perquè potser hi ha productes que t'agraden més en un lloc que en l'altre, o perquè estan més bé de preu, o perquè algú de la família necessita o vol un producte en concret. Però també perquè potser trobes unes coses més sanes en un lloc i unes altres en un altre.

Assumir-ho vol dir entendre que fer la compra no és una pèrdua de temps, sinó una cosa necessària i a la qual hem de dedicar temps si ens interessa la salut, el benestar i la nostra felicitat.

➧ Et recomano que no compris mai amb gana, perquè compraràs més. Millor sempre després d'esmorzar o de dinar. A mitja tarda o abans de dinar, com et deia, és el pitjor moment, fa més estona que hem menjat i són els nostres moments «dèbils» del dia.

➧ Està bé agafar ofertes, però recorda que a vegades més barat també vol dir menys qualitat.

➧ Intenta comprar diverses unitats del mateix producte per si et quedes sense a mitja setmana, i després no hagis de tornar a comprar un altre dia i acabar perdent el teu valuós temps havent d'anar a comprar tres cops a la setmana.

➧ Les primeres vegades que vagis a un nou establiment, dedica més temps a saber on és cada cosa, a mirar una mica de tot, a llegir etiquetes de marques noves...

➧ Si has d'escollir supermercat, que sigui completament ecològic o amb moltes opcions ecològiques. Recorda: que disposi de secció per a intolerants (celíacs, per exemple) o de dieta no vol dir que tingui aliments de qualitat o ecològics. Tens també l'opció de comprar una part al supermercat i una altra a l'herbolari (organitza't per anar-hi, doncs). I una bona opció per a la fruita i la verdura és que te la portin a casa (o a la feina!) amb una cistella ecològica o cooperativa. Saps que també pots comprar-ho tot *online*? A internet hi ha supermercats que tenen força opcions ecològiques. També tens opcions *online*, o per comprar peix o carn eco a domicili (això va molt bé per comprar carn de proximitat). Al web et deixem opcions perquè les vagis coneixent.

- Recorda't de deixar sempre bosses o caixes al cotxe, i de tenir-ne una de plegable a la bossa de mà. Si vas a comprar a peu, fes-te una noteta al rebedor, o deixa les bosses visibles, perquè molta gent no es recorda mai d'agafar-les i va guardant bosses de plàstic com si les col·leccionés.

- Com menys productes envasats compris, millor. Si trobes un comerç a granel, fes-te'n fan. Endú-te els tàpers o les ampolles de vidre i estalvia't l'envàs. Recorda que no només estaràs respectant l'entorn, sinó també a tu mateix.

- No compris aliments processats per tenir a casa per a moments puntuals, o per si ve algú o per als nens (com ara patates, galetes, sucre, un pot de crema de xocolata...). Menja d'aquest tipus d'aliments quan siguis fora de casa, perquè finalment tenir-ho a casa no acaba sent tan ocasional, i a la primera que et recordis que ho tens t'ho menjaràs tu. A casa, entre setmana intenteu menjar bé, saludable, net, conscient, intel·ligent, i deixeu la flexibilitat per als àpats especials fora de casa.

Dieta social, dieta flexible

Cal tenir en compte que no vivim en una bombolla, que vivim en societat (una societat no gaire saludable), que sortim a menjar i beure fora de casa, i que tenim celebracions.

És per això que tota dieta hauria de tenir certa flexibilitat, perquè no estem sols, ens relacionem, som éssers socials i necessitem formar part d'un grup.

Totes les cultures tenen coses molt maques i úniques, com ara compartir amb els amics una paella a l'estiu, o disfrutar de l'escudella de Nadal de la mama, o dels canelons de la iaia per Sant Esteve. Saber gaudir de moments i petites coses com aquestes és també un dels millors plaers de la vida, i no crec que hi haguem de renunciar mai.

A poc a poc, pots anar introduint receptes saludables a la família per demostrar que també hi ha opcions sanes que són bones, i anar suggerint de menjar en restaurants vegetarians, ecològics, *slow food*... amb els amics o la parella.

A la revista *online* on col·laboro, Etselquemenges.cat, trobaràs un mapa amb molts llocs *healthy* on pots anar a menjar. Sigues conscient, però, que és un camí que ells (família o amics) no han escollit, i que si pressiones massa et tractaran com un friqui o com un pesat, però si ho fas bé i a poc a poc, després te'n demanaran més i seràs la seva font «d'inspiració» *healthy*. De debò.

A mi encara em miren d'una forma estranya quan demano si tenen llet d'arròs o si em poden posar menta al te verd. Però mira, el «no» ja el tinc. Abans no hi havia llet de soja ni pa integral enlloc i els primers de demanar-ho eren considerats uns friquis.

Mentre anem triant llocs més sans i anem ajudant que el nostre entorn també ho provi, recorda't de tenir excepcions no sanes. Sí. Un dia és un dia. No passa res perquè un dia et mengis un croissant. De debò. Jo també ho faig. Ara tinc familiars i amics que si algun dia em veuen menjant o bevent alguna cosa no saludable em diuen que faran una foto i la penjaran a les xarxes. No passa res perquè un dia vagi a un hotel on hi hagi crema de xocolata convencional i en vulgui una mica.

La diferència és que ara jo ja controlo el que menjo (ja no tinc ansietat); no és el menjar el que em controla a mi, sinó que domino què he de menjar i què se'm posa bé i em fa sentir bé, i tinc per la mà alternatives saludables molt bones.

És aquest el punt al qual vull que arribis. Aconseguir-ho és només a les teves mans. És un procés, però si comences ara hi arribaràs abans. No t'estressis, no vulguis córrer. Recorda que som humans, no màquines. Sigues tolerant amb tu mateix, i respecta't.

Aliments que convé mantenir lluny

ELS ALIMENTS PROCESSATS

Hi ha aliments que resten més que no aporten: els processats en són un exemple.

Avui dia la majoria de la població menja aliments processats, a causa del nostre estil de vida estressat i «cansat». Volem coses ràpides, i les empreses s'adapten a les nostres necessitats. Ens trobem, doncs, menjar envasat a les cafeteries, i hi ha màquines dispensadores fins al metro. Sense saber-ho, nosaltres mateixos estem fent créixer la indústria de menjars amb sabors artificials i components que el que fan és mantenir el producte durant cada vegada més temps (com si haguéssim d'anar a viure a un búnquer). Tothom (inclosos la indústria i els governs) hi té la seva part de culpa, però som nosaltres els qui demanem, triem i comprem aquests productes. Si nosaltres deixem de menjar-ne, ells deixaran de produir-ne.

Quan parlem d'aliment processat, parlem d'un aliment que no té res a veure amb els que prenem directament de la natura. És un aliment tractat, barrejat amb altres components, sotmès a tractaments mecànics o químics, canviat de forma original i en el qual han afegit algun additiu per donar-li sabor o conservar-lo millor.

La propera vegada que aneu a un supermercat, mireu a la cua de la caixa els aliments que agafa la gent. Veureu que la majoria són aliments processats, que sovint ens faciliten la feina per no haver de cuinar gaire però que a la llarga no són una bona opció.

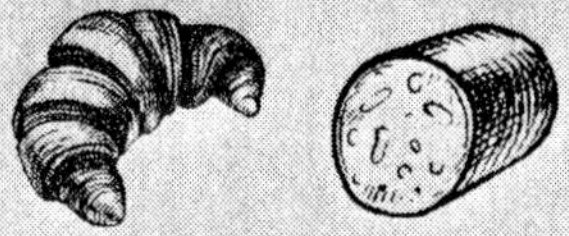

Els aliments processats

Salses: maionesa, salsa de tomàquet, quètxup...

Certes cremes de verdures

Caldos vegetals en líquid o pastilla de brou

Conserves en llauna i vidre

Plats preparats de nevera o congelador

Plats per escalfar al microones

Plats de pasta fresca, farcida o sense gluten

Masses de pizza

Galetes

Magdalenes i brioixos

Brioxeria, rebosteria i pastisseria

Xocolata

Cremes de xocolata i fruits secs

Patés animals o certs patés vegetals

Certs pans i torrades

Embotits

Carn picada

Hamburgueses

Salsitxes

Mandonguilles

Certs cereals d'esmorzar

Postres làctiques, certes postres vegetals

Què poden tenir aquests aliments que fa que no siguin gens recomanables? Greixos de mala qualitat, excés de sal, additius sintètics i sucres. Mireu-ne les etiquetes.

Sovint trobem aliments envasats a baix cost; és el resultat de reduir la matèria primera de qualitat i d'afegir-hi ingredients que hi donin millor textura, més gust i que durin més.

És cert que sovint s'utilitzen additius naturals, tot i que el seu ús acaba essent excessiu i en trobem a tot arreu, i al final acabem consumint molt d'un mateix ingredient, que afegit a alguns aliments no té el mateix efecte que si el trobéssim de manera natural. És el que passa amb la fructosa, que s'afegeix com a edulcorant en alguns productes sense sucre, tot i que no té res a veure menjar una fruita que un aliment amb fructosa afegida.

Un cop em van entrevistar en un programa a la Televisió de Catalunya per parlar dels sucres i em van preguntar quin era l'aliment processat més saludable. El primer que vaig pensar va ser que, si em preguntaven quin processat podien menjar, és que no havien entès res del que els havia explicat sobre els inconvenients de menjar processats. Tot i això, els vaig explicar que el pa o la pasta, que no deixen de ser aliments processats, si els triem de qualitat i en la justa mesura poden ser un aliment molt bo.

Com cal llegir les etiquetes

Quan us fixeu en les etiquetes dels productes, veureu dos tipus d'informacions diferents: una seria la informació nutricional (que és un requadre on surt la quantitat de greixos, proteïnes i glúcids per 100 g de producte) i l'altra és la llista d'ingredients.

Aquesta última és la part que us interessa llegir i controlar. Això és el que diferencia un aliment processat d'un que prové directament de la natura.

No us recomano gaire un aliment que porti quatre ingredients, o més, tret que sigui una crema de verdures o un paté vegetal i només portin verdures o aliments que la teva àvia conegui. És a dir, no només importa la llista, sinó quin tipus d'ingredients hi ha, si són naturals o sintètics.

També és interessant que sapigueu que els ingredients de la llista estan ordenats segons la quantitat que n'hi ha al producte; així, com més al final de la llista estigui l'ingredient, menys quantitat n'hi haurà.

Al web del llibre us he deixat preparats uns vídeos on us explico com podem detectar els aliments que aparentment són saludables però les etiquetes dels quals fan por.

EL SUCRE, LA SAL I ELS GREIXOS DE MALA QUALITAT

Què considerem sucre?

Quan parlem de sucre, parlem del que trobem en pols o en sobres per acompanyar els cafès, sigui blanc, morè, integral, de panela o de raspadura o de coco.

Tanmateix, la mel, les melasses, els xarops (d'auró o d'atzavara, per exemple), la fructosa afegida, la dextrosa afegida o el sorbitol són components que tenen gairebé el mateix efecte sobre el nostre cos; per tant, jo els posaria dins del mateix sac, tot i que hi ha algunes excepcions puntuals (com ara la mel crua o la melassa d'arròs).

Quines serien aquestes excepcions? Un dia que vagis a un restaurant i tinguin mel i mató de molt bona qualitat, o per als esportistes que necessiten fer barretes i utilitzen melassa d'arròs per enganxar llavors, fruits secs, cereals o fruites deshidratades.

Tornant al tema dels sucres afegits, hi ha moltíssims aliments i begudes preparats que en contenen i que no ho diríem mai: salses, masses de pizza, pastes sense gluten, begudes d'ametlles, galetes integrals d'herbodietètica, magdalenes tradicionals, postres làctiques com batuts, natilles, mousse…

Al final del llibre us deixo una recepta molt senzilla per preparar salsa de tomàquet sense sucres (la bàsica de tota la vida s'ha fet amb sucre per equilibrar l'acidesa del tomàquet, i algunes versions d'herbodietètiques tenen melasses).

Sovint mengem certs aliments, sobretot dolços, com a premi, perquè «ens ho mereixem». Un tros de xocolata després de sopar o un croissanet a mitja tarda perquè portes un dia molt dur... però no és el millor que podem fer per premiar-nos, sinó que més aviat ens castiguem. Aquest tipus d'aliments no ens fan gens de bé.

Per un dia no passa res, però el problema és que la

majoria ho fem més sovint del que som en conscients, i moltes vegades ni tan sols en gaudim. Si ens premiéssim amb versions més saludables o en sabéssim treure profit o plaer, ja seria una altra cosa.

No podem estar amb sucre ni sense, oi? Que se n'assabenti tothom: el sucre no és bo per a ningú!

La majoria de la població encara creu que el sucre és necessari, sobretot per als nens, perquè ens aporta energia. I no tenen ni idea que no ho estan fent gens bé per a la salut d'aquesta futura personeta.

Què li passa al meu cos amb el sucre?

El desitja. El nostre cos el «necessita». El primer gust que tastem en néixer és el sabor dolç de la llet materna (o de fórmula), i per això els nens prefereixen sempre el gust dolç davant de qualsevol altre, perquè els dóna seguretat.

D'altra banda, com que el cervell, la melsa i els ronyons viuen a base de glucosa (un tipus de sucre), és normal que el nostre cos es torni boig pel dolç.

Si, a més de contenir sucre ràpid, un producte com el croissant també conté greixos o sal, per al nostre cos aquesta barreja és una bomba de plaer.

És normal que ens costi evitar un aliment amb aquestes característiques i que el desitgem més que cap altre.

Segons investigadors de la Universitat de Birmingham,* els nostres aliments preferits i els que consumim més tenen aquest tret en comú: contenen sal, sucre i greix.

És curiós que siguem tan inconscients de la quantitat d'aliments que tenen aquesta tríada. Us sorprendreu molt si comenceu a mirar més les etiquetes. La veureu en bosses de patates, barretes, crackers, bastonets, cereals, magdalenes, galetes, certs pans de motllo…

La palatabilitat, és a dir, com d'agradable resulta un aliment al paladar, influeix moltíssim en les nostres preferències alimentàries. Com més plaents siguin els aliments, més gran serà la nostra ingesta, en moltes ocasions per sobre de la gana.

La sal, per altra banda, ens dóna *vidilla*, en certa manera ens activa perquè «accelera» la circulació. Els espanyols consumim 9,7 grams de sal diaris, el doble de la quantitat recomanada. Aquest excés de sal que pren la majoria no és gens bo per a la tensió i el sistema cardiovascular. Un estudi publicat a la revista *Neurobiology* mostra com un excés de sal o sodi a la dieta condueix a una disminució cognitivoneuronal més ràpida.*

En general els humans tendim a evitar els aliments amargs, que fa milers d'anys s'associaven amb alcaloides tòxics, mentre que l'acidesa d'alguns aliments indicava el deteriorament o la immaduresa de l'aliment. Aquesta associació està dins nostre, com un programa guardat en la història de la supervivència humana.

El problema és que constantment mengem aquest «còctel Molotov» de greix + sucre + sal, i el nostre cos no sap què fer-ne, li dóna més feina de neteja i sobreexcita el pàncrees, que genera insulina contínuament i fa acumular més greix al cos, a part de comportar conseqüències molt grans per al sistema cardiovascular.

El risc de patir una malaltia cardiovascular és un 21% més alt en persones que prenen sucre que no en persones que no en prenen,* i beure's una llauna de beguda amb sucre al dia (sigui amb gas, en cacau en pols o beguda làctia) pot augmentar un 22% el risc de patir diabetis de tipus 2.*

Els aliments rics en sucres senzills, d'altra banda, no sacien. Els complexos (com els que trobem als cereals integrals, els fruits secs, la patata o el moniato i el pa integral), sí.

D'altra banda, el consum de sucre* i farines refinades pot desactivar la leptina, i això fa que sovint no puguem posar fre al seu consum. I com que desequilibra la insulina, indirectament pot desequilibrar altres hormones de la sacietat, com la grelina.*

Per això, quan esmorzem una fruita o un bol de cereals refinats, és normal que al cap de dues hores ens vulguem «menjar un bou», o que l'únic que ens saciï i tranquil·litzi per berenar sigui el pa cruixent.

I ens passem tot el dia així, amb pujades i baixades de sucre, perquè al cap de dues o tres hores de menjar-ne el nostre cos en torna a necessitar.

A més, el sucre no és gens bo per al sistema nerviós, i hi ha estudis* que demostren que el sucre podria ser més addictiu que la cocaïna. El sucre augmenta l'alliberament de dopamina en el circuit de la recompensa descompensant-lo, i pot acabar disminuint els receptors de dopamina en un dels nuclis que l'integren, el nucli accumbens.

Els sucres refinats, juntament amb el glutamat monosòdic (present en molts aliments processats), també sobreactiven el sistema nerviós central, cosa que implica hiperexcitació neurològica (amb caducitat molt propera).*

I què donem als nens i com ho fem? Com més tard els introduïm els aliments processats i amb sucre, millor. Veig nens molt petits menjant galetes i pa blanc tot el dia. Els podem donar opcions més saludables, de debò.

Sé que no és gens fàcil controlar l'alimentació dels nens, i sé que molts pares ho intenteu cada dia i que és molt difícil (el nen no té mai gana, o té un paladar molt exquisit, o simplement no vol, i li acabem donant el que accepta).

Això als països del Tercer Món no passa, però aquí tenen de tot, què hi farem. Sé que intentar ser *healthy* i que també ho siguin els nostres fills és anar contra corrent de la societat, i que es fa dur, sobretot davant de comentaris de coneguts o familiars.

També sé que hi ha una infinitat d'esdeveniments i moments en els quals els nens estan exposats a aliments processats, refinats i ensucrats, i que ells no tenen la capacitat de poder escollir el millor per a la seva salut. Aquest és el nostre paper. Explica'ls que allò els pot fer mal a la panxa, o a les dents, o que no els va bé per créixer, o per estar contents. I ensenyar-los a col·laborar en receptes més sanes, que tastin altres versions, que puguin trobar el que els agrada diferenciant sabors i aliments mentre juguen amb el pare o la mare.

Vigileu amb els sucres que podeu trobar «ocults» en productes processats: dextrosa, xarop d'auró, sucre de panela o de rapadura, sucre de coco, melassa, mel, fructosa, xarop de blat, etc.

Les famoses galetes amb nom de dona, i les galetes «digestives» que la gent considera les més tradicionals i sanes, són tan brioxeria com un croissant: contenen la mateixa quantitat, o fins superior, de sucres i greixos no saludables! (mantegues, margarines, olis refinats com el de palma...).

I el pitjor de tot és que a Espanya prenem 5 kg de galetes a l'any per persona* i som el segon país del món amb més consum de pa i brioxeria.*

Fixeu-vos a la sortida de l'escola dels nens què mengen la majoria per berenar. A tots els pares ens preocupa la salut dels nostres fills, però la majoria els dóna brioxeria, pa amb xocolata, sucs, galetes, magdalenes, llaminadures sempre pels aniversaris...

Per a les persones realment conscienciades en l'alimentació, fer una cosa així és com apuntar el fill a una extraescolar de gimnàstica i que es passi tota la classe dormint; és a dir, una barbaritat i una pèrdua de diners i esforç.

Segons la Federació Espanyola de Societats de Nutrició, Alimentació i Dietètica, un esmorzar complet està format per un làctic, un cereal i una fruita o un suc; per tant, prendre un bol de cereals ple de sucre (que són el 99% dels que trobem al supermercat), amb qualsevol tipus de llet i un suc envasat seria un esmorzar infantil saludable, però una truita de verdures no.

Un dia d'aquests algun nutricionista tindrà un atac, però no per problemes cardiovasculars, sinó pels disgustos que ens donen les associacions, les marques i els periodistes!

Un esmorzar complet ha de tenir vegetals i greixos de qualitat, i proteïnes i/o cereals integrals sense sucre.

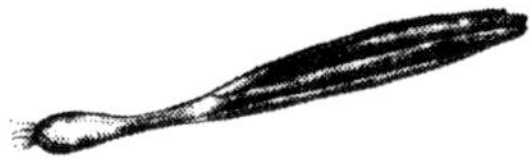

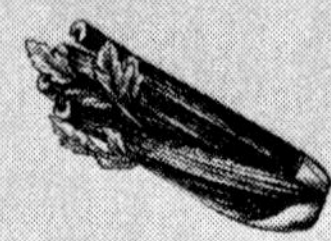

Consells per desenganxar-nos del sucre

Podem aprendre a fer plats bons sense sucre a través de receptes healthy. Al final del llibre us deixo receptes per fer magdalenes, pancakes, galetes i pastissos saludables.

Busquem i anem a llocs (cafeteries, restaurants, botigues) amb alternatives sanes.

Deixem d'utilitzar edulcorants que ens recordin el sabor dolç i acostumem així el nostre paladar a altres gustos. Un excés de sucre i sal emmascara els altres sabors i sense ells tot ens sembla insípid.

Busquem altres mètodes per obtenir plaer, energia, afecte, tranquil·litat i recompensa (en parlarem més endavant).

Recordem-nos a nosaltres mateixos que per una ocasió especial no passa res, però que cada vegada que en mengem estem més a prop de tornar a necessitar-ho.

Si passem el mono durant uns dies, després no el trobarem tant a faltar.

El millor que podem fer per la salut dels que ens envolten és no oferir cap aliment amb sucre, ni tan sols quan servim el cafè o preparem un pastís. Rebel·lem-nos. Si comencem el canvi, arribarà un dia que deixarem de celebrar-ho tot amb sucre.Recordem que les marques s'adapten a les modes, i que les modes comencen amb algú que no té vergonya i surt del que fa la resta.

L' ALCOHOL

El 90% dels adults espanyols inclou l'alcohol (freqüentment o esporàdicament) a la seva vida.* Unes dades alarmants, tenint en compte que és un component més perillós del que ens pensem.

De fet, a Espanya consumim més calories a partir de l'alcohol que dels llegums.*

No sé per què em poso les mans al cap, si no m'estranya, la nostra cultura ha estat sempre així. Us imagineu celebrant alguna cosa amb un batut de cigrons? No us encaixa la idea, oi? En canvi, oi que associeu la imatge del riure amb alguna beguda amb alcohol?

Això ha de parar. No necessitem una beguda alcohòlica per riure, ni per passar-nos-ho bé. Ens estem carregant la salut i el benestar futur per una falsa creença, que fa molts anys que la indústria paga i paga perquè seguim amb aquesta idea al cap.

La indústria de la cervesa ens recorda cada estiu que estupenda, alegre i juvenil que és la persona que en pren.

No hi ha cap inversió publicitària ni de màrqueting que vengui la idea que l'aigua mola (que és *healthy* sí, però que és guai per brindar i celebrar, no). Això no depèn del que es begui, sinó del que es faci i amb qui es faci. Recordem-ho.

La indústria del vi ha pagat milions, durant anys, per fer-nos creure que el seu consum era cardiosaludable a causa del seu contingut en flavonoides (que també conté el raïm, i no té tants efectes perjudicials).

Fa anys es van revisar aquests estudis i se n'han fet de nous amb més de 260.000 persones, i no només s'ha vist que no és així, sinó que és al revés:

El resveratrol té uns efectes antioxidants comprovats,* però l'efecte de l'alcohol sobre el cos, encara que sigui en molt poca quantitat, passa per sobre dels beneficis que ens pugui donar el resveratrol del vi.

En una ocasió es va fer públic un estudi on es deia que el vi podia anar bé per a la depressió. Mare meva! El que els lectors d'aquest article no saben és que era un estudi observacional, i que afirmacions i generalitzacions com aquesta (o com que la cervesa és «regeneradora muscular») poden fer molt mal i són molt perilloses. Són estudis en què no es té en compte res més de les persones a qui es fa l'estudi: si tenen una bona alimentació, si fan més exercici, si tenen més contacte amb la natura o més temps lliure o tenen més vida social...

Ens estan tractant com a ximples, però molt. A aquest pas, un dia veurem la notícia als mitjans que beure vi o cervesa va bé contra una possible invasió zombi, i ens ho creurem.

Els adolescents creixen pensant que no podran sentir-se part del grup o que no podran passar-s'ho bé si no beuen. Jo vaig estar molts anys sentint-me malament, però dins meu encara sort que alguna cosa em deia que l'alcohol no era per a mi. Tants anys de no voler sortir de festa i beure van valer la pena.

Em fa molta llàstima veure com la majoria de la gent de la meva edat no sap fer altra cosa per passar-ho bé que prendre una cervesa en sortir de la feina o anar de festa i emborratxar-se cada setmana. Em sap greu ser tan sincera, però és patètic. A la vida hi ha coses més divertides!

El Fons Mundial per a la Investigació del Càncer* ha declarat diversos cops públicament que hi ha evidències científiques que relacionen l'alcohol amb el càncer* (i amb moltíssimes altres malalties).

El mateix Fons Mundial aconsella que tots els professionals de la salut i les institucions haurien de recomanar no ingerir-ne de cap tipus (i amb això vull dir tampoc vi ni cervesa). El consum total d'alcohol és el factor clau del problema, no el tipus.* Pensem que el vi i la cervesa se salven, però no.

Si us plau, que algú deixi de dir que brindar amb aigua dóna mala sort. Et dic jo que no en dóna, que fa molt de temps que brindo amb aigua i fent cas omís de tots els que m'ho diuen cada vegada que aixeco el got. La sort te la marques tu, i tindràs molta més sort en el futur si tens cura de la teva salut sense brindar amb alcohol.

L'alcohol és teratogènic, carcinogènic, neurotòxic (és un «mataneurones»), addictiu, immunosupressor, generador de mucositat i de problemes a la pell, perjudicial per al sistema cardiovascular, i augmenta el risc de mort. Beure menys alcohol vol dir viure més i millor.*

En podem beure de tant en tant? Sí, molt de tant en tant, en ocasions molt especials. I ja que ho fas, que sigui de qualitat.

Jo hi ha caps de setmana que em ve de gust prendre'm una clara amb patates braves, ho disfruto i no passa res, però és molt de tant en tant.

Els deu pitjors aliments per a la felicitat

1. *Tot el que contingui sucre afegit: brioxeria, sucs, begudes amb gas, galetes, magdalenes, xocolata convencional...*
2. *Tot el que contingui oli de gira-sol o de palma refinat o greixos trans.*
3. *Cereals d'esmorzar o pasta i arròs refinats (no integrals).*
4. *Aliments processats als quals hagin afegit fructosa, melassa, xarop, xarop de blat de moro, sorbitol, maltitol o xilitol.*
5. *Begudes amb alcohol.*
6. *Pizza convencional.*
7. *Frankfurts.*
8. *Hamburgueses fast food.*
9. *Excés de sal, a la taula o als aliments processats.*
10. *Aliments o restaurants que utilitzin glutamat monosòdic.*

Els deu millors aliments per a la felicitat

1. *Cacau pur i vainilla sense sucres.*
2. *Pa de qualitat (farina integral, no de blat + llevat + oli + sal).*
3. *Llavors.*
4. *Fruits secs per la seva proporció de micronutrients, aminoàcids i greixos.*
5. *Verdures, fruites i germinats.*
6. *Aliments amb omega-3: llavors de xia, lli i els seus olis, i peix blau petit com sardines, seitons i anxoves*
7. *Ous ecològics.*
8. *Carn de qualitat.*
9. *Oli d'oliva i alvocat.*
10. *Aigua (no és un aliment, però és tan essencial que és com si ho fos; una deshidratació ens pot fer venir mal de cap, baixades de tensió i desconcentració).*

Descarrega't del web les llistes en format per a la nevera.

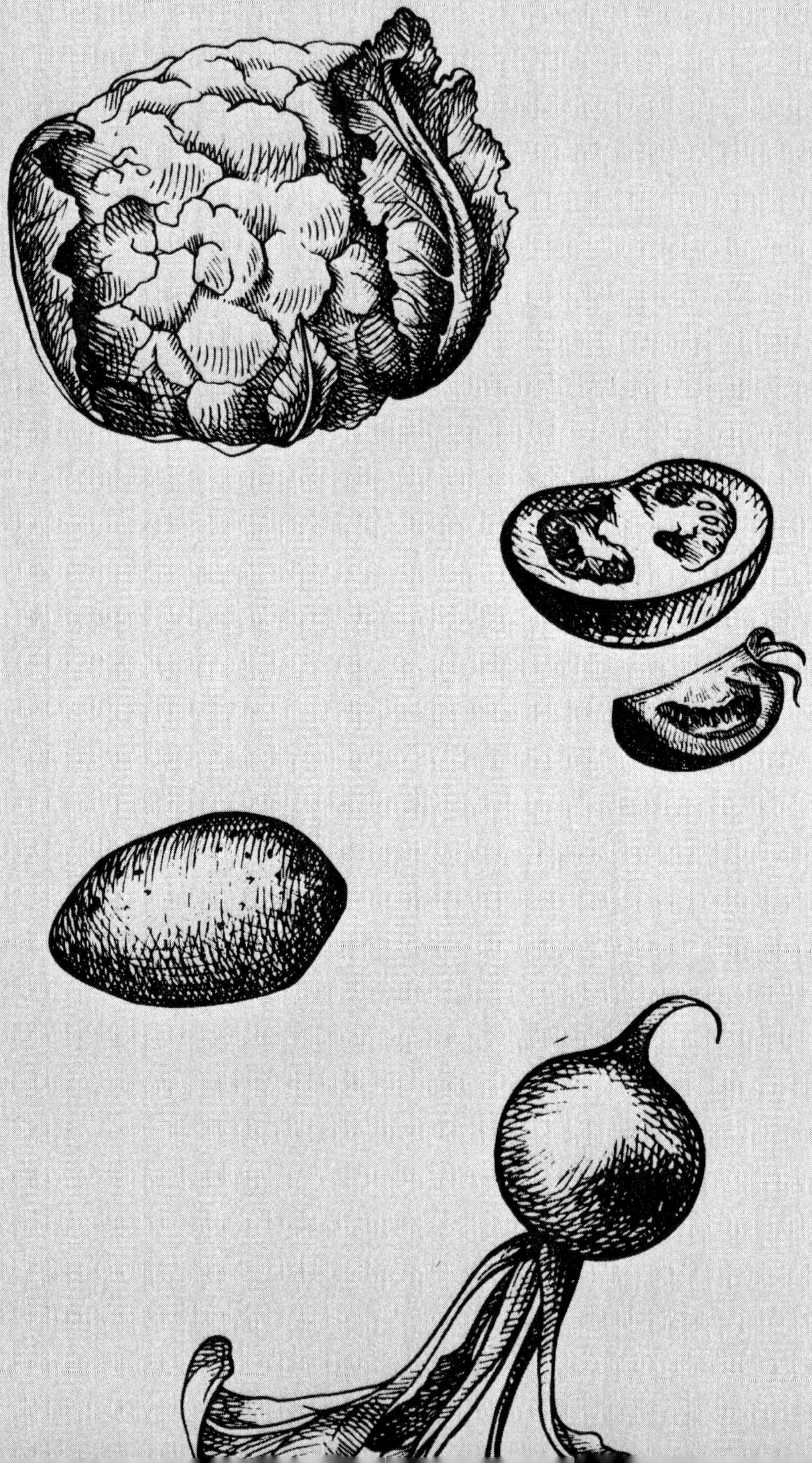

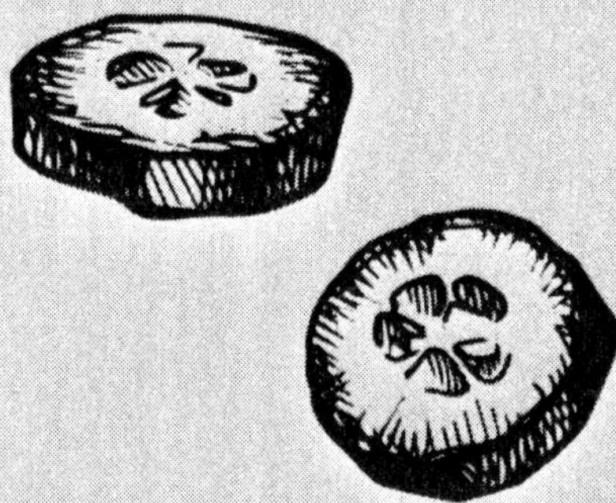

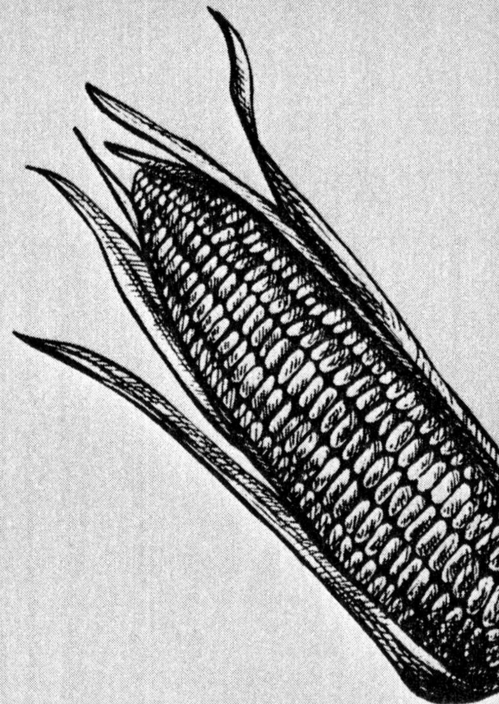

La digestió com a base per a la felicitat

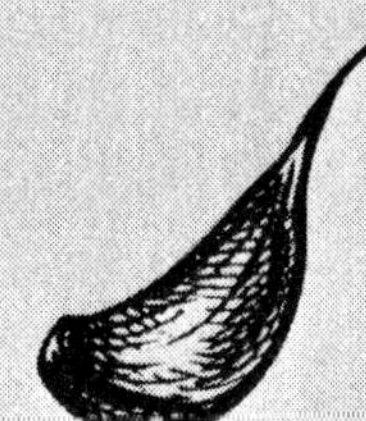

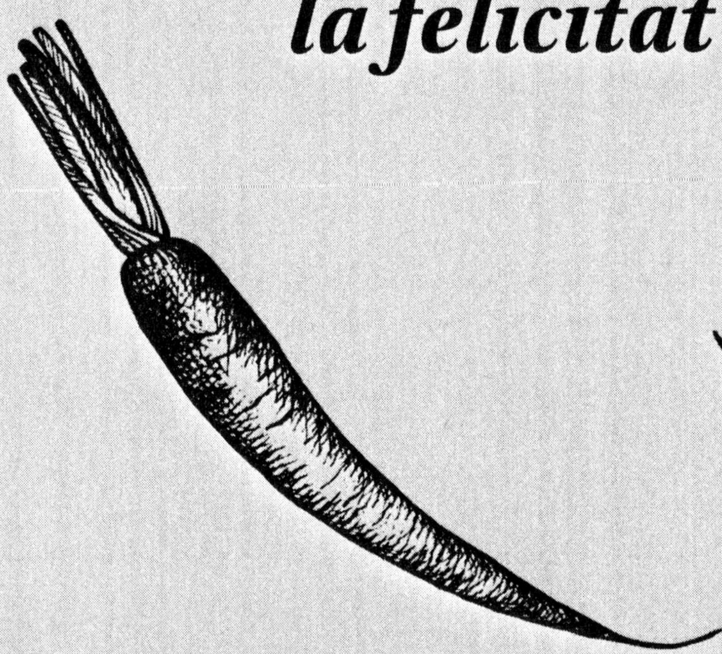

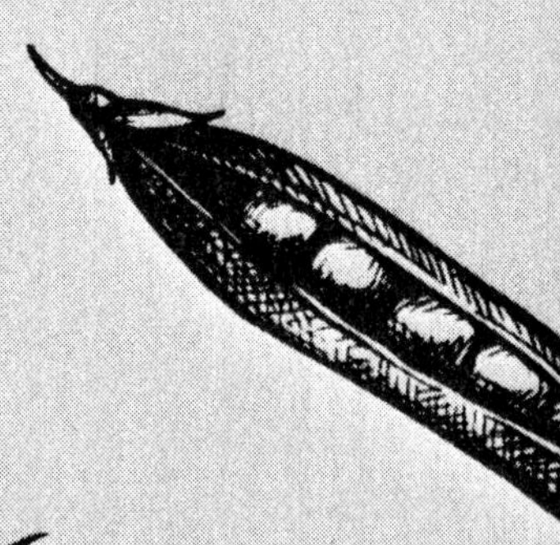

Per què la nostra alimentació ha de tenir una cura especial del sistema digestiu? Bàsicament perquè no embrutar és millor que netejar.

És normal tenir algun desajust digestiu alguna vegada, però el problema és que la gent s'ha acostumat a viure amb inflor, o diarrees, o estrenyiment, o acidesa, o gasos, perquè pensa que és una cosa normal, que s'arregla amb una mica d'Omeoprazol, Almax, un laxant o relaxants.

És una falta de respecte molt gran que alguns metges donin directament antidepressius a moltes persones que pateixen problemes digestius o còlon irritable, perquè creuen que el problema ve dels nervis i no tenen cap altra manera de tractar-lo.

Tenir algun d'aquests símptomes de forma regular o cíclica és un indicatiu que el nostre sistema digestiu no està bé, i aquestes opcions de medicaments no són una bona solució més enllà de l'alleujament temporal. Tenir cura del sistema digestiu de manera natural és la nostra millor assegurança de salut.

Si ho fem, tindrem millors connexions neuronals i pensarem més bé, agafarem menys refredats i infeccions,* tindrem menys inflamacions, més sensació de benestar, les hormones més regulades, ens trobarem millor, descansarem més bé, tindrem més energia i millor ànim i podrem evitar la depressió.*

COM SÓN EXACTAMENT ELS NOSTRES INTESTINS?

MUCOSA I MICROBIOTA

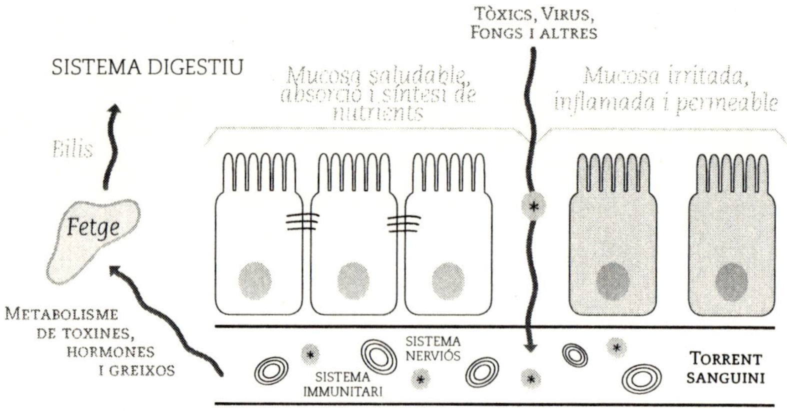

EFECTES AL COS

Deficiència de nutrients

Inflamació (SI)

Autoimmunitat (SI)

Al·lèrgies i intoleràncies alimentàries (SI)

Fatiga, mals de cap, ment espessa, ansietat, depressió (SN)

Els bacteris que componen la flora intestinal i el moc segregat pels enteròcits són la primera barrera protectora dels intestins.

A sota d'aquesta primera capa protectora de bacteris i moc hi ha vellositats i les cèl·lules intestinals (enteròcits), que són les que realment separen l'exterior de l'interior del cos i formen la «mucosa». Aquestes cèl·lules estan unides entre si (*unió hermètica*) i fan que l'intestí sigui impermeable.

Per sota de les cèl·lules epitelials hi ha la «làmina pròpia», una capa de teixit connectiu molt ric en vasos sanguinis, teixit limfàtic i terminacions nervioses, que recullen els nutrients «filtrats» per passar-los al torrent sanguini.

El sistema digestiu és el punt de més connexió entre l'exterior i l'interior, després de la pell. Imagineu-vos fins a set metres de tubs intestinals, recargolats en un pam quadrat, amb unes parets que són com unes muralles de palla amb una contínua interconnexió amb tot el que passa. Si els seus murs (la mucosa) i els seus soldats (la flora o microbiota) no estan equilibrats, podran entrar-hi molt fàcilment components que s'haurien d'eliminar (toxines, virus, fongs i excés d'hormones) i, a la vegada, no agafarem bé el que sí que necessitem que entri (com la vitamina D, la vitamina B12, el ferro o la serotonina).

Un desequilibri als intestins (senyal de dolor, sang, femtes toves, excés de gasos pudents, acidesa, paràsits, fongs o estrenyiment) es relaciona fàcilment amb problemes al sistema nerviós, hormonal i immunitari.

Per què hi ha persones que tenen problemes digestius i a la vegada es noten cansats, els costa concentrar-se o estan més tristos del compte?

- A causa d'una possible intoxicació produïda per l'estrenyiment (col·lapse dels intestins durant hores i dies, amb més possibilitat que els tòxics traspassin els murs i tornin al torrent sanguini).

- Un possible dèficit de serotonina.

- Pel fet de patir anèmia (el ferro s'absorbeix en una gran part en el duodè, el primer tram de l'intestí prim, i si aquest és permeable no l'absorbirà bé i tindrem anèmies constantment per molt que ens suplementem. D'altra banda, una descamació dels enteròcits intestinals (cèl·lules de la mucosa) pot produir pèrdues de vitamina B12, un altre tipus d'anèmia).

Sabies que els aliments que contenen més ferro són herbes aromàtiques com l'orenga (789 mg per 100 g), l'anet (456,8 mg per 100 g), la farigola (123,6 mg per 100 g) i el comí (123,35 g per 100 g)?

ABSORCIÓ I SÍNTESI DE VITAMINES I MINERALS

Tenim més o menys la mateixa proporció de bacteris que de cèl·lules* al cos, i cada bacteri té el seu propi codi genètic. Penseu en això: la meitat de nosaltres «no és nostre» i es forma gràcies al que mengem i fem. La resta (les cèl·lules) necessita menjar de qualitat per funcionar (d'aquí la frase «ets el que menges»).

Aquests bacteris que es troben per tot el cos, inclosa la pell, es localitzen en la major part a la zona intestinal i tenen una relació constant amb el nostre cos. Nosaltres els ajudem a viure, i ells ens ajuden a viure a nosaltres. I el que en sabem fins ara és que en sabem molt poc:

- Faciliten l'absorció de nutrients i la síntesi (producció) de vitamines i àcids grassos de cadena curta: alguns metabòlits dels mateixos bacteris, com el butirat, el propionat i l'acetat, són essencials per a la lipogènesi, un procés clau per convertir la glucosa (sucre) en greix.

- Una bona quantitat i varietat de bacteris (sobretot els *Bifidobacterium lactis*) redueix el temps de trànsit intestinal (12,4 hores de mitjana), amb més freqüència de deposicions i consistència de la femta.* Per tant, són claus en casos d'estrenyiment.

- Els mateixos bacteris formen part de la barrera intestinal i estimulen la producció del moc de l'epiteli de l'intestí, que enforteix la integritat de la barrera i influeix en la seva permeabilitat. De la mateixa manera, si no els alimentem bé, tenen la capacitat d'alimentar-se de la nostra pròpia mucosa, i fer-la doncs més dèbil.
- Fa més de cent anys, Elie Metchnikoff (microbiòleg rus, premi Nobel de Fisiologia i Medicina) ja va veure la relació entre bacteris putrefactius i envelliment precoç.* Com més bé estiguin aquests bacteris, més anys i millor viurem.
- Si hi ha permeabilitat, hi ha més possibilitats de dèficit de vitamina D (un problema en augment que no se sol mirar de forma rutinària en analítiques convencionals, tot i que es pot demanar perfectament). Ja pots viure a Cuba i que et toqui el sol tot el dia, que amb els intestins malament tens una alta possibilitat de tenir dèficit de vitamina D, essencial per al correcte funcionament de les hormones, la fixació del calci als ossos i el bon funcionament del sistema immunitari. També s'ha vist que els bacteris intestinals ajuden a augmentar els IgA (defenses).

RELACIÓ AMB EL SISTEMA IMMUNITARI

Un 60-80% del sistema immunitari es troba als intestins, i té la capacitat de respondre a una infinitat d'antígens. Estan implicats, doncs, tant en funcions de defensa com de tolerància immunològica als aliments i als microorganismes.*

En alguns estudis* s'ha constatat que les persones amb càncer de còlon tenen una composició de microbiota similar (quantitat i tipus); per tant, en un futur pot ser clau seguir estudiant quins bacteris podrien millorar o empitjorar un quadre com aquest.

Pel que fa a les al·lèrgies, s'han trobat diferències radicals entre la microbiota intestinal de nens a l'Àfrica i la de nens en zones urbanes d'Europa. Els nens de Burkina Faso, amb una dieta molt alta en fibra, tenen una microbiota amb grans quantitats de bacteroidets, i molt menor abundància de firmicuts que la microbiota dels europeus.* Tenir més (i més variats) bacteris és imprescindible per a la salut. És interessant saber que les al·lèrgies i l'asma són pràcticament inexistents en les comunitats rurals de l'Àfrica. L'evidència que apunta cap a una alteració de la microbiota intestinal en persones amb al·lèrgia i asma, doncs, s'acumula* amb els anys. Els nens que viuen en granges tenen, per exemple, menys incidència d'asma que els nens de ciutat.*

Alguns bacteris, especialment *L. bulgaricus* i *S. thermophilus*, afavoreixen la tolerància a la lactosa; per això els iogurts i els formatges més curats solen ser més tolerats per les persones amb intolerància a la lactosa, no tan sols pel seu baix contingut, sinó també per l'efecte que produeixen aquests bacteris sobre la mucosa.

En general, si hi ha permeabilitat intestinal, grans molècules que es troben en les membranes externes de certs bacteris denominats lipopolisacàrids la travessen i comencen a circular per tot el cos, tot provocant que el sistema immunitari secreti unes proteïnes missatgeres (citocines) que inicien la cascada de reaccions que condueixen a la inflamació arreu del cos (endotoxina metabòlica). Una alta activitat immunitària i inflamatòria pot alhora generar permeabilitat: determinades infeccions causades per alguns bacteris, virus o paràsits poden activar processos immunitaris en què el nostre cos destrueixi les cèl·lules intestinals (enteròcits).

Quant a les malalties autoimmunes, l'any 1989 ja es va començar a parlar i estudiar que la disminució de bacteris deguda a l'elevació dels estàndards d'higiene en els països desenvolupats podria conduir a un increment de les malalties autoimmunes.* Últimament s'ha vist que si tens hiperpermeabilitat intestinal (la mucosa intestinal feta pols) i presentes genèticament un antigen HLAB27, HLAB8 o HLAB21, tens més possibilitats de patir una malaltia autoimmune.

Hi ha més o menys incidència dels bacteris en malalties inflamatòries, com la colitis ulcerosa, la malaltia de Crohn, la tiroïditis, les migranyes o els dolors articulars, perquè com més quantitat i més varietat de bacteris, més contribució a la producció del butirat, que té un efecte «antiinflamatori».*

La «teoria de la higiene» suposa també que l'excés de neteja i la disminució en l'exposició als bacteris a una edat primerenca impedeix el desenvolupament correcte dels mecanismes immunoreguladors, que prevenen les respostes inapropiades de les cèl·lules T i les malalties inflamatòries posteriors.

L'*Akkermansia* (bacteri molt present en persones que fan força esport regularment) s'ha vist que pot millorar el metabolisme de la insulina.* Les persones amb resistència a la insulina o amb diabetis de tipus 2, o obesitat amb molta resistència del cos a aprimar-se, tenen aquest bacteri disminuït.*

RELACIÓ AMB EL SISTEMA NERVIÓS

Gràcies a la seva connexió amb el sistema nerviós (*gut-brain axis* o eix intestí-cervell), el nostre segon cervell és als intestins: és l'anomenat sistema nerviós entèric, i compta amb més de 500 milions de neurones que sintetitzen neurotransmissors com la serotonina (80% als intestins i 20% al cervell), GABA, noradrenalina o dopamina, i altres molècules que modulen el nostre estat d'ànim. Elaine Hsiao, doctora en microbiologia pel California Institute of Technology, diu que el conjunt dels milers d'espècies de bacteris que hi ha a l'intestí poden arribar a doblar el pes d'un cervell humà adult. Així doncs, si tenim dues centraletes del sistema nerviós, i la que està localitzada als intestins té una forta relació física amb la microbiota, ja podem cuidar-la bé si volem sentir-nos millor, actuar millor i pensar millor.

L'estrès agut o crònic, i per tant la seva repercussió hormonal, té la capacitat d'alterar l'entorn intestinal i modificar conseqüentment la composició de la microbiota intestinal* (el mateix passaria amb qualsevol tipus d'hormona, però tenir les de l'estrès alterades avui dia és molt més normal).

En un experiment* es va observar que administrar *Lactobacillus rhamnosus* a ratolins reduïa els seus nivells d'ansietat i depressió, i com el bacteri *Lactobacillus casei shirota*, en suplement, reduïa els símptomes d'ansietat amb síndrome de fatiga crònica.

La capacitat d'equilibrar els bacteris segons les hormones que tinguem també opera al revés: alguns tipus de microbiota intestinal tenen la capacitat d'estimular les cèl·lules endocrines de l'intestí per produir serotonina* (que ens pot ajudar a sentir-nos més o menys tristos). En alguns estudis s'ha vist que els bacteris *Bifidobacterium longum* normalitzen comportaments d'ansietat en colitis infecciosa,* mentre que els bacteris *Lactobacillus rhamnosus* augmenten els nivells de neurotransmissors GABA i disminueixen l'hormona de l'estrès corticosterona, tot donant com a resultat una disminució del comportament d'ansietat i de depressió. En alguna investigació s'ha vist que ratolins suplementats amb el bacteri estaven més «motivats a moure's», tenien menys estrès i presentaven millors resultats de memòria i aprenentatge.*

La meitat de pacients que pateixen de còlon irritable acaben tenint algun tipus de problema psicològic o emocional.*

Pel que fa a l'ansietat cap al menjar (i a la inversa, la sacietat), alguns bacteris com l'*Escherichia coli* produeixen una proteïna anomenada CipB. Quan el sistema immunitari detecta aquesta proteïna, genera anticossos per atacar-la. El problema és que aquesta proteïna és pràcticament idèntica a la melantropina, també anomenada hormona de la sacietat, perquè és una de les encarregades de regular la gana. Per tant, cada vegada que els anticossos ataquen aquesta proteïna, ho poden fer també amb l'hormona i, d'aquesta manera, el cos podria arribar a no reconèixer la sensació de sacietat. Aquesta pot ser una de les causes de trastorns de l'alimentació.* Tot i que en això també influeix el gen FTO, del qual depèn la gana de certes persones (amb relació al risc de desenvolupar síndrome metabòlica i diabetis).*

En relació amb el Parkinson —malaltia neurodegenerativa progressiva que condueix a la pèrdua gradual de les cèl·lules responsables de la producció de dopamina, un neurotransmissor essencial per a la coordinació dels moviments—, en els últims anys s'han començat estudis* en els quals es constata que la microbiota dels pacients que pateixen Parkinson té unes particularitats especials (en concret, s'ha vist una correlació entre la quantitat d'*Enterobactericeae* amb el grau de gravetat dels problemes d'equilibri i motilitat d'aquests malalts).

Les evidències epidemiològiques* en humans mostren que, si la mare té una resposta autoimmune forta durant alguna etapa de l'embaràs, això augmenta el risc dels fills de patir autisme. S'està estudiant també la major incidència d'aquests nens amb problemes intestinals (diarrees i permeabilitat) i s'intensifiquen els productes en comú resultants del metabolisme dels bacteris intestinals en altes concentracions.

RELACIÓ AMB EL FETGE

En relació a les cèl·lules hepàtiques, alguns dels metabòlits dels bacteris intestinals, com és el cas del lipopolisacàrid bacterià,* es poden relacionar amb les cèl·lules hepàtiques a través de la sang, i poden ser un dels factors desencadenants de la cirrosi hepàtica* (lesions inflamatòries que en un 80% dels casos desemboquen en càncer de fetge, el segon tipus de càncer més mortífer). A més, quan bevem alcohol i no el digerim bé, les restes de bacteris morts passen al torrent sanguini fins a arribar al fetge, on són tòxiques.

Tanmateix, el fetge ha de tornar a metabolitzar totes les hormones que també han creuat la barrera intestinal, i a la llarga, produir símptomes d'un excés d'histamina com mals de cap, problemes a la pell o al·lèrgies, i generar molt poca bilis que interferirà en la digestió i, per tant, també en l'estat dels intestins. És el peix que es menja la cua.

Quan un òrgan depuratiu com els intestins funciona de manera incorrecta, un altre òrgan emuntori (de neteja), com la pell, els pulmons, els ronyons o el fetge, ha de fer doble esforç, i això es pot mostrar a través de dermatitis, psoriasi, acne, pell atòpica, al·lèrgies, asma, infeccions d'orina, sinusitis, rinitis (degoteig regular), refredats recurrents (que de fet poden ser al·lèrgies), etc.

CONNEXIÓ AMB LES HORMONES I RELACIÓ AMB EL SOBREPÈS

A la consulta cada setmana tinc alguna pacient que em comenta que, abans o durant la menstruació, els seus gasos i femtes varien molt (sobretot més gasos i panxa inflada durant la síndrome premenstrual i femtes més toves o regulars durant la menstruació). Les hormones ens poden alterar la microbiota, i la inflamació produïda per la menstruació també pot tocar els intestins i generar-hi més tensió o irritabilitat (també pot passar al revés, hi ha dones que es noten dolors a la zona dels ovaris quan a vegades el problema que tenen és d'inflamació intestinal).

Hi ha dones amb una relació tal d'hormones-intestins-immunitat que les infeccions per fongs o refredats els coincideix amb algun punt del cicle menstrual. Les diferents variacions de les hormones al llarg del cicle afecten tots els sistemes del cos i també el sistema digestiu. Per tant, és bo saber com estan les nostres hormones sexuals, a través d'una analítica de sang i/o orina, perquè ens podrien indicar una alteració que a la llarga pot generar problemes més greus, com ara mames fibroses, endometriosi, síndrome d'ovaris poliquístics o miomes. Recordeu també la vitamina D, que està molt relacionada amb les hormones i podria estar lligada a un desequilibri, ja que afecta al creixement dels bacteris més problemàtics com els proteolítics.

Pel que fa a la connexió amb el sobrepès i l'obesitat, sabem que les persones que pateixen aquesta problemàtica tenen més microbiota que fermenta els hidrats de carboni (firmicuts). S'ha vist que els ratolins genèticament obesos tenen un 50% menys de bacteroidets i més firmicuts que els seus germans prims.* Els resultats d'aquests tipus d'estudis són sorprenents: un ratolí trasplantat amb bacteris intestinals d'un ratolí amb sobrepès s'engreixa.

Cada vegada hi ha més proves científiques que suggereixen que l'obesitat pot ser, en part, una malaltia inflamatòria, és a dir, provocada per una activitat deficient o exagerada del sistema immunitari. En l'obesitat, a més de l'increment del volum de l'adipòcit, el teixit adipós està minat de macròfags (cèl·lules del sistema immunitari) i, per tant, hi ha una gran relació entre elles. Els seus receptors promouen el fenotip M1, que incrementa les citocines proinflamatòries.* Un desequilibri de bacteris *Lactobacillus*, *Bifidobacteris* i *Akkermancia muciniphila* es relaciona més amb el sobrepès.

«NO IMPORTA LA MIDA», SINÓ EL NOMBRE I LA VARIETAT (DE BACTERIS)

El nombre de bacteris que tenim els habitants dels països occidentals industrialitzats és molt diferent del que tenen algunes poblacions d'altres zones del món. S'ha vist que els humans que tenen més quantitat i diversitat de bacteris són un grup d'indis amazònics anomenats ianomami.* Posseeixen quantitats elevades de bacteris dels grups *Prevotella*, *Helicobacter*, *Oxalobacter* i *Spirochaeta*, que gairebé no estan presents en persones de països industrialitzats com el nostre. Gràcies a l'estudi d'aquestes poblacions indígenes s'ha descobert que l'*Oxalobacter*, per exemple, podria prevenir la formació de càlculs renals.

És important que als hospitals hi hagi una bona higiene per evitar infeccions en malalts, és clar. El problema és que aquest medi tan estèril també «esterilitza» els bacteris bons que ens poden fer de protecció, i com més temps passem en medis estèrils, més susceptibles som a bacteris problemàtics, virus i fongs. El mateix passa amb l'hàbitat en què s'ubiquen els astronautes: els esterilitzen el menjar, els llits, l'aigua i fins i tot l'aire. Aquesta pot ser una de les causes que els astronautes tinguin una funcionalitat immunitària tan minvada i siguin vulnerables a agents patògens. Els científics han descobert que virus com el varicel·la-zòster i el d'Epstein-Barr (que el cos presenta normalment en la seva forma inactiva perquè el sistema immunitari els manté a ratlla) poden reactivar-se en els astronautes durant les seves missions espacials, la qual cosa denota una immunitat molt fràgil.*

Però de què depèn que uns bacteris o uns altres visquin o morin i que aquestes poblacions tinguin més bacteris i siguin més variats?

El 60-70% de la nostra microbiota ve marcada pel tipus de naixement, el tipus d'alimentació en néixer i l'estil de vida durant els primers anys:*

- L'estrès i l'alimentació de la mare gestant ja comença a influir. No només el que mengi la mare pot afectar la microbiota que es relaciona amb el fetus, sinó també si ha pres antibiòtics, i com s'ha sentit ella durant l'embaràs: l'estrès de la mare durant la gestació pot influir en el desenvolupament del nadó, inclòs el del cervell, a través de canvis en el microbioma vaginal, amb un increment en els microorganismes anaeròbics com els *Clostridium* i bacteroides.*

- Així doncs, el moment més important d'interacció brutal amb els bacteris és el naixement, amb part natural o cesària. Si ha estat natural, és a dir, a través de la vagina, li proporcionarà bacteris més interessants que no es relacionen tant amb obesitat, depressió o al·lèrgia.

- Banyar el nadó massa aviat pot alterar també la base inicial de la seva microbiota.

- El tipus de lactància del nadó i durant quant de temps també és clau. A través de la llet materna ingereix diferents bacteris de la mare, que afavoreixen el desenvolupament del sistema immunitari (sobretot *Lactobacillus*) i disminueixen el risc del bebè de patir infeccions, diarrees i malalties respiratòries i cardiovasculars, com obesitat i diabetis. S'ha vist també que la llet materna pot accelerar la maduració de la barrera intestinal o, com a mínim, no perjudicar-la o frenar-la per proteïnes o components que el bebè encara no pot digerir i que poden travessar fàcilment la barrera intestinal.

- Introduir aliments de digestió difícil quan no toca o quan el nadó encara no està preparat també el pot marcar per a tota la vida.

- El mateix passa (bé, molt pitjor) si tenim la mala sort que li hem de donar antibiòtics durant els primers anys de vida.

- Hi ha estudis que podrien indicar que els nens que passen poc temps amb les seves mares tindrien nivells de corticosterona (hormona de l'estrès) més elevats i més símptomes d'ansietat i depressió, que alteren i marquen la nostra microbiota per sempre.

- És clau que durant els primers anys de vida el bebè tingui contacte amb la terra, on hi ha una varietat de bacteris interessants.

QUÈ AJUDA ELS BACTERIS A VIURE CADA DIA?

- Consum de fibra fermentable (o també anomenats MAC, carbohidrats accessibles per a la microbiota): No serveixen els aliments a l'envàs dels quals posa, en lletres ben grans, «alta quantitat en fibra». Cal menjar aliments on la fibra es trobi de forma natural: diversitat de verdures, fruites (les pectines, per exemple, són molt interessants per tenir més i millors bacteris: la poma en compota), fruits secs, llegums, llavors (triturades n'absorbim els minerals, en remull ens serveixen de fibra fermentable), cereals integrals (la civada va molt bé per modular la microbiota),* algues...

- Consum de midó resistent de tipus 2 o 3,* que podem trobar al plàtan verd, el kudzú, el moniato o la patata (que, un cop cuinats, sobretot al forn amb la pell, hem deixat refredar). S'ha vist que aquest tipus de midó «retrogradat» sacia, tranquil·litza i pot ajudar a millorar la sensibilitat a la insulina,* a controlar els nivells de glucosa a la sang, a millorar la permeabilitat intestinal* i al funcionament del sistema immunològic.*

- Consum de polifenols,* un tipus d'antioxidants (amb molts beneficis per a tot el cos) que només s'absorbeixen en un

10%, mentre que la resta serveix per als bacteris «bons» i fan que els *Bifidubacterium*, *Acidophilus*, *Lactobacillus*, *Streptococus* i enterococs visquin millor. En trobarem sobretot al te verd, la beguda kombucha, els fruits vermells, la poma, l'oli i les olives eco, el raïm i el cacau pur.

Quan decidim què mengem en cada àpat, hem de pensar també en els nostres bacteris, per escollir com a mínim un dels aliments que els «alimentin». Si no ho fem, anem acumulant àpats que ells «no han menjat», i quan això passa la microbiota se centra en l'única reserva de menjar que té: la nostra pròpia mucosa, fent-la cada vegada més prima i hiperpermeable.

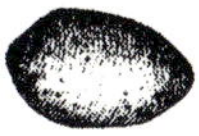

El midó resistent de la patata (o el moniato) només el podrem trobar quan, un cop cuita, la deixem refredar a la nevera a 4-5 graus. Després la podem tornar a escalfar si volem, però sense superar els 120 graus per evitar que el midó resistent, o no digerible per nosaltres i sí pels nostres bacteris intestinals, es torni «absorbible».

El kudzú, combinat amb umeboshi, és un remei increïble per a l'acidesa o les cremors, perquè calma molt el sistema digestiu. Com prendre'l? En salseta, bullint-lo 3 minuts amb caldo vegetal i afegint després umeboshi (una o dues culleradetes per persona), o com a beguda amb suc de poma ecològic.

COM PODEM TENIR MÉS BACTERIS BENEFICIOSOS I MÉS VARIATS?

➧ Estant més en contacte amb la natura i tenint animals domèstics (els nens que en tenen són menys propensos a tenir al·lèrgies).* Quan parlo de contacte amb la natura, no parlo d'un tros de gespa que estigui carregat de fertilitzants, herbicides o insecticides. Si tenim més contacte amb la terra, la sorra, el fang, els arbres, les fulles i els animals, podem fins i tot millorar el nostre sistema immunitari, ja que a la pell hi tenim bacteris (que serien els que incorporaríem) que es relacionen amb els interns.*

➧ A través de diferents aliments fermentats, que ens aporten àcids làctic, acètic, glucònic i cítric, que després els bacteris converteixen en àcids de cadena curta, tan interessants per als processos inflamatoris. A la nostra cultura no és gaire usual menjar-ne. Mengem iogurt i formatge, i bevem vi i cervesa, però no són uns fermentats de gaire qualitat pel que fa a la font, la quantitat i la diversitat de bacteris. D'altra banda, si consumim un mateix aliment fermentat cada dia, per exemple iogurt, com que està uperitzat a altes temperatures (o sigui, queden pocs bacteris i la majoria «se'n van de passeig»), podem generar una disbiosi (o desequilibri) de la microbiota, perquè estarem ingerint constantment un tipus de bacteri i el que necessitem és un equilibri entre diferents tipus de bacteris.

Aliments fermentats

Jo recomano menjar-ne una petita quantitat cada dos o tres dies, o cada dia si hi ha bona tolerància (no a tothom li va bé):

una cullerada de verdures fermentades no pasteuritzades, com el xucrut;

un gotet de beguda kombucha o rejuvelac;

mig gotet de quefir o iogurt natural ecològic o jocoque (podeu fer quefir o iogurt no només d'animal, sinó també d'aigua o de llet vegetal);

un got de sopa miso o una mica de tempeh a la planxa ecològics;

una pruna umeboshi (sencera o per preparar vinagreta).

Els probiòtics

També podem incorporar més bacteris, i més variats, prenent probiòtics en pols o càpsules de forma puntual.

*El consum de probiòtics és important sobretot en el cas d'haver pres antibiòtics o antifúngics, o d'haver passat un virus gastrointestinal, i també quan patim un desequilibri en la composició de les femtes (estrenyiment o femtes massa toves).**

Si tenim molts gasos no és bo introduir-los directament (abans hem de baixar els bacteris més problemàtics) i tampoc si tenim un estrenyiment format per un tap que no avança (de la mateixa manera que, en aquests casos, només augmentant la fibra tampoc obtindrem cap resultat).

No tots els probiòtics del mercat tenen una quantitat suficient per generar canvis en la composició de la microbiota.

Hauria de ser com a mínim de 9 soques diferents i en una quantitat com a mínim d'1 x 109 ufc. També està bé fer-se una prova de disbiosi intestinal amb quantificació de bacteris, i així poder saber de quins en tenim excés i quins ens falten, a fi de poder personalitzar el probiòtic que hem de prendre.

S'han de conservar correctament, alguns a la nevera (consulteu l'envàs).

S'han de prendre correctament:

Cal prendre'ls com a mínim durant un mes per fer un canvi en la «repoblació» i que «s'instal·lin» bé.

No s'han de prendre amb aliments o begudes calentes.

S'han de prendre en dejú, abans dels aliments, per aportar-hi fibres fermentables d'aliment, sempre que tinguin una coberta entèrica d'alliberació retardada (és a dir, que aguanten l'acidesa de l'estómac fins a arribar als intestins).

QUÈ CONTRIBUEIX A FER QUE PROLIFERIN ELS BACTERIS «PUTREFACTIUS» I ES REDUEIXIN ELS «BONS»?

- Consum total d'antibiòtics al llarg de la vida.
- Excés de productes de neteja a la llar o ús d'higienitzadors de mans; si al voltant nostre generem una neteja constant, estem afavorint el creixement d'un tipus de bacteris que no són els més interessants (els que es desenvolupen enmig de la natura).
- Hormones de l'estrès.
- Contaminació i altres tòxics de l'entorn.
- Excés de greixos animals saturats: fan proliferar els bacteris proteolítics, com el *Clostridium difficile*, que poden causar inflamació.* Actualment s'estudien molt en odontologia per la seva relació amb inflamacions i sagnats de la geniva.*
- Alimentació alta en sucres, productes *light*, xiclets i begudes amb gas (contenen sorbitol i maltitol, entre d'altres). El sucre i algun tipus d'edulcorants processats, com el maltitol, el xilitol i el sorbitol, poden ser irritants en altes quantitats per a la mucosa intestinal perquè no es digereixen bé i provoquen la mala fermentació dels bacteris intestinals, que poden generar fins i tot diarrees o excés de gasos i panxa inflada.*
- Falta de contacte amb la natura (recordeu que els nens que viuen amb més contacte amb la natura tenen millor microbiota). Si toques un animal o has estat a la gespa, no et rentis les mans; si has vist un malalt, sí.
- Sedentarisme = falta de motilitat o estrenyiment = proliferació bacteriana putrefactiva.

- Falta de socialització. Com més temps estiguem amb gent, millor. Hi ha estudis que mostren que tenir contacte amb altres persones ens fa adquirir entre un 20-25% més d'espècies bacterianes.*

LA DISBIOSI INTESTINAL O DESEQUILIBRI DE LA MICROBIOTA

Tenir gasos pudents, panxa inflada, sorolls o dolors des de sempre no vol dir que això sigui normal ni saludable.

Potser simplement és que mengem massa de pressa o amb estrès i preocupacions, o potser sí que tenim un excés de bacteris que ens poden generar problemes, com la *Bilophila wadsworthia**, que genera molts gasos pudents (sulfur d'hidrogen).

Es pot saber de manera aproximada quins bacteris tenim ara mateix a través d'una analítica de femta amb quantificació de bacteris, i determinar la disbiosi és tan fàcil com fer la prova d'«intolerància» a la lactulosa. Es tracta d'un test de l'alè en què es veu la quantitat d'hidrogen que traiem, per veure si hi ha un excés d'aquest gas i, per tant, de bacteris.

En aquests casos es recomana seguir el protocol FODMAPS (que podreu trobar en un reportatge que vaig escriure amb el Xevi Verdaguer anomenat «La dieta antigasos») i prendre algun antibacterià, i després un probiòtic específic. Del natural jo recomano com a antibacterians l'extracte d'orenga o d'ipé, però s'ha de veure en cada cas si se'n pot prendre o no i durant quant de temps. Sempre que prenguem antibiòtics cal prendre després (o fins i tot simultàniament, però en moments diferents) probiòtics d'alt espectre (com els que hem comentat abans).

Hi ha una família de microbis anomenats *Methanobrevibacter smithii* que absorbeixen més molècules de gas que les que produeixen; tenir-ne als intestins és, doncs, una bona manera que els gasos produïts de forma natural per la fermentació dels bacteris se'ls mengin uns altres microbis i tinguem menys gasos per expel·lir.

Molts cops la disbiosi o proliferació bacteriana va acompanyada de permeabilitat, inflamació, irritació o sensibilitat de la mucosa intestinal o digestiva en general.

Això passa quan hi ha dolor, femtes molt toves o diarrees, irritació després d'evacuar, sang o moc a les femtes, llengua inflada que té marcades les dents o genives que sagnen molt.

Així doncs, podem tenir un problema amb el famós *Helicobater pylori* que generi molt males digestions, cremors i acidesa (a causa del dany que provoca a la mucosa), i el motiu pot ser un desequilibri de la nostra microbiota en general, amb «seu» als intestins.

Passaria el mateix amb la candidiasi vaginal recurrent (infecció per fongs), on sovint el problema no se centra a la vagina sinó en la microbiota de tot el cos, especialment la intestinal.

A nivell natural es recomana regenerar la mucosa intestinal amb L-glutamina o zinc, i ajudar a fer baixar els nivells d'inflamació o irritació amb extracte de curcumina o harpagofit, i una dieta antiinflamatòria sense làctics, soja, sucre ni gluten (blat, cuscús, sègol, seitan i ordi). Consulteu sempre abans amb el vostre especialista si ho podeu fer i com.

Les persones amb problemes digestius hi tindrem certa sensibilitat sempre, i més si fa molts anys que en tenim. Fent un bon tractament de desinflamació, regeneració i equilibri de la microbiota podem millorar moltíssim, però cal recordar que la nostra base (que està marcada pels tres primers anys de vida), fa que sempre hi tinguem tendència.

Potser també seria bo fer-se analítiques de predisposicions genètiques (no proves d'intoleràncies vàries, que només serveixen per confondre'ns més), per veure quina tendència tindrà el nostre cos.

Algunes persones toleren més bé els lactis que d'altres, en funció per exemple dels nivells de l'enzim lactasa, controlada pel gen LCT, encara que no tinguin intolerància a la lactosa. Hi ha gent que té més tolerància als greixos que d'altres, depenent per exemple del seu genotip apoE,* i n'hi ha que poden tolerar més midó de tubercles i cereals que altres, segons el nombre de còpies que posseeixin del gen AMY1, encarregat de la producció d'amilasa.*

SI NO TINC SÍMPTOMES DIGESTIUS, POT SER QUE TINGUI PROBLEMES A LA MUCOSA INTESTINAL?

Sí, de vegades no hi ha cap símptoma digestiu, però patim trastorns inflamatoris, no anem al lavabo cada dia, mengem amb ansietat, patim migranyes o no dormim gaire bé, i tenim dèficit de vitamina D o de ferro. No estar malalt no és equivalent d'estar sa. Per molt que aquests senyals siguin normals per a tu o per a la majoria, no vol dir que siguin del tot saludables, i poden ser un primer senyal d'una malaltia més greu.

No tenir unes femtes perfectes és un altre senyal que la relació entre el que mengem i la nostra salut no va bé.

Com són unes femtes perfectes?

Tenen forma de «botifarra» d'uns 10 a 15 cm de llarg i de 2 a 3 cm de gruix, toves però no s'enganxen a les parets.

No floten.

No són ni molt clares ni molt fosques.

No contenen sang ni mucositat.

Surten entre un i tres cops al dia.

Per què estan massa desfetes o són molt clares?

Dèficit de microbiota bona

Virus passatger

Intolerància o sensibilitat

Mala digestió de l'estómac

Estrès, nervis o disgustos

Excés de processats

Inflamació o excés de gas

I si són massa dures (en forma de boletes o conglomerats), o no hi vaig cada dia, o són molt fosques?

Manca de fibra

Excés de proteïna animal, làctics o cereals refinats (arròs, pasta, pa blanc...)

Excés de fibra amb una manca de bacteris

Poc moviment peristàltic associat a sedentarisme

Estrès

Falta d'hidratació (entre sis i vuit gots al dia és l'habitual)

Intestins llargs o massa recargolats

Desequilibri del sistema simpàtic i parasimpàtic (hi ha persones que tenen invertides les sensacions de relaxar i estrènyer l'esfínter)

En cas d'estrenyiment (no anar al lavabo cada dia i que les femtes siguin molt dures), recomano no només prendre probiòtics, sinó una o dues cullerades soperes de gel d'àloe vera comestible (que ajuda a lubricar les femtes i a netejar els intestins sense laxar) o bé carbonat de magnesi en pols (que ajuda a compactar les femtes), alhora que ens movem més, ens hidratem més i ens relaxem.

Què passa si les femtes floten?

Això pot passar quan contenen massa gas, en concret metà, que es relaciona amb menys producció de serotonina. Les persones a qui els passi pot ser que dormin malament i que tinguin dolors recurrents o tendència a la depressió. Un altre motiu que les femtes flotin és l'excés d'estrògens o de greix mal digerit.*

Què passa si surt sang o mucositat amb la femta?

La sang pot ser indici d'una ferida o úlcera, de morena, de diverticulitis o de pòlip. Cal anar al metge i fer una colonoscòpia.

Si hi ha mucositat, segurament és perquè la mucosa està tan danyada que es va desfent i va sortint. Cal anar al metge, fer proves i regenerar i desinflamar la mucosa intestinal.

Què passa si tinc molts gasos?

Una proliferació bacteriana (excés de bacteris putrefactius) pot ser causada per una barreja de:

Mala digestió a causa de l'estrès, els nervis, la pressa menjant, l'alimentació diferent, l'excés de líquid abans, durant i després de l'àpat, una roba que estrenyi molt, una posició mentre mengem que també ens pugui estrènyer...

Excés de sucres, fregits i de components dels aliments processats.

Feu dieta adaptada FODMAPs, sense làctics, gluten, soja ni sucre i preneu un actibacterià com l'orenga o l'ipé.

EN RESUM:

En general, sucres fora; mengeu més vegetals, incorporeu fermentats a la dieta i fixeu-vos en les vostres femtes sense obsessionar-vos-hi; utilitzeu productes de neteja no tan agressius; sortiu més a la natura, feu encara més exercici i relaxeu-vos i mastegueu; tingueu més temps per a vosaltres, estigueu en contacte amb gent i gaudiu, que la vida no és per treballar i per gaudir-ne només un mes a l'any.

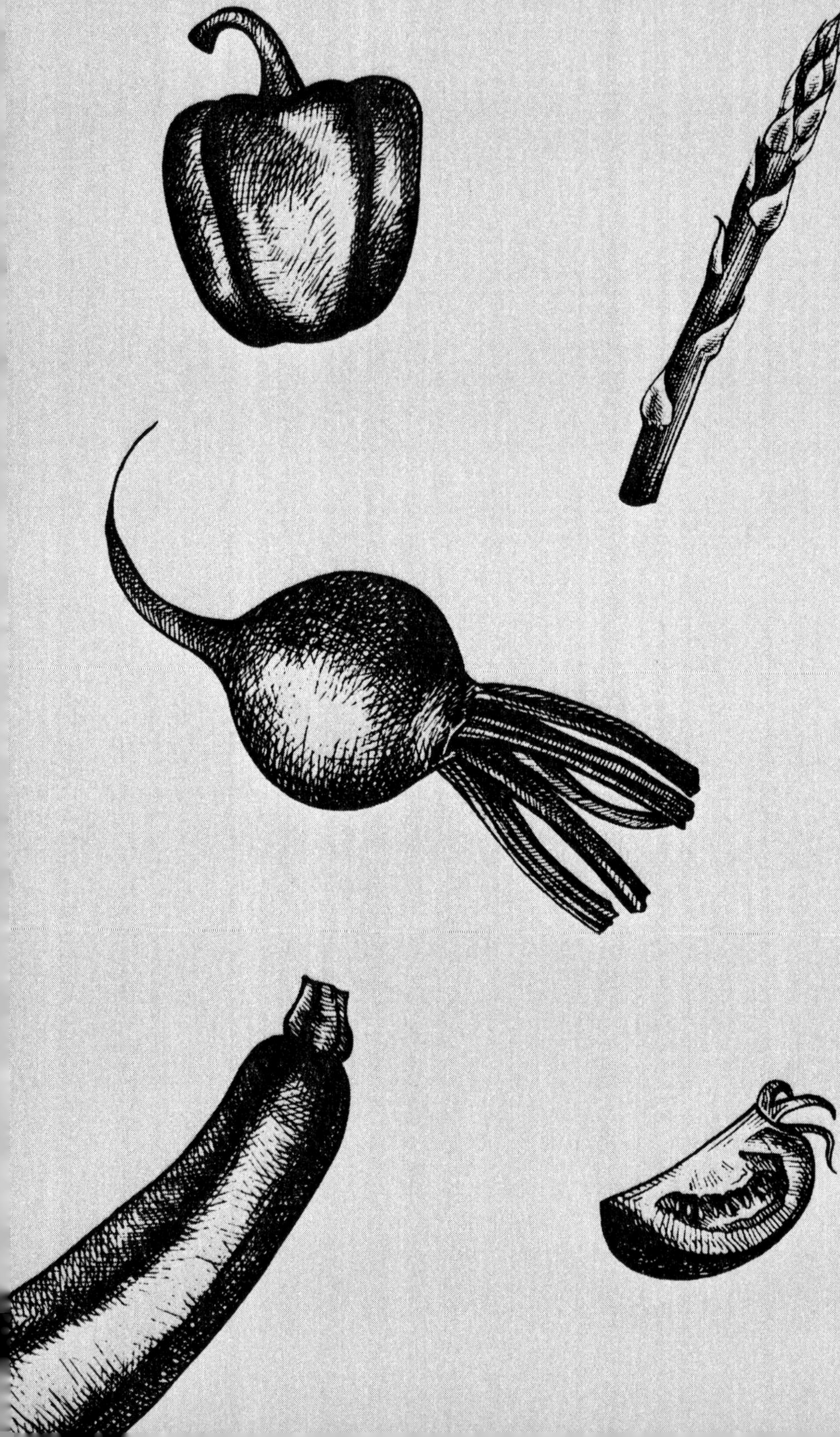

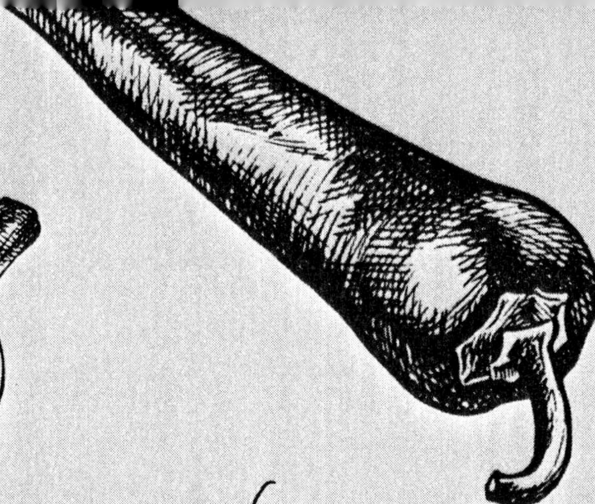

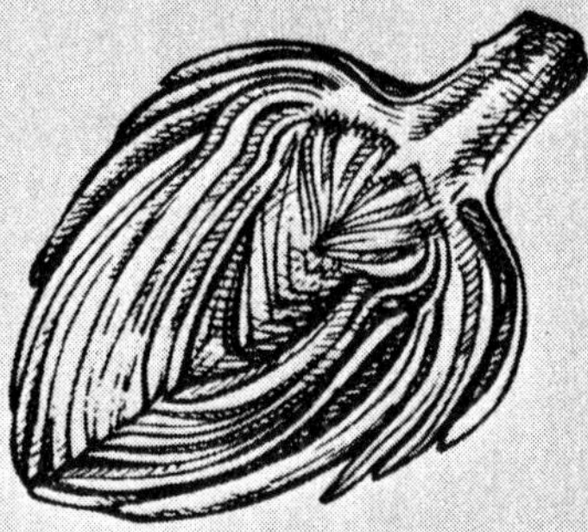

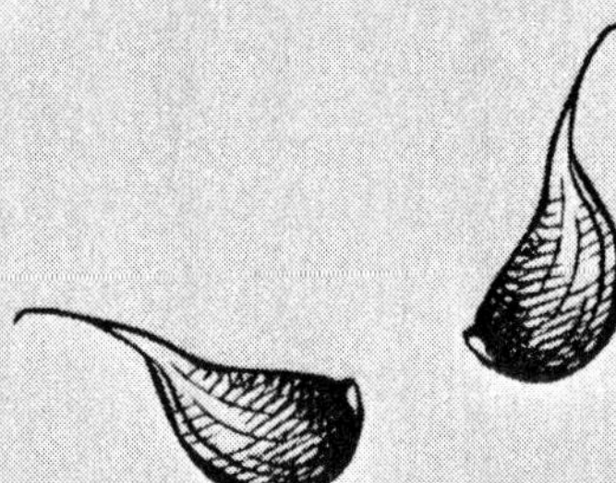

Escolta el teu cos i les emocions que et fan menjar

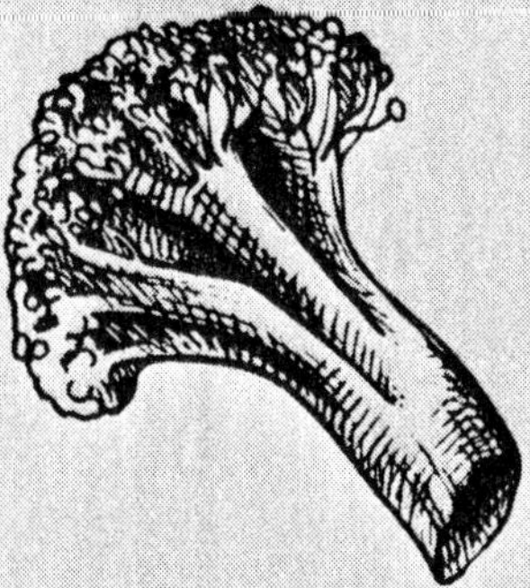

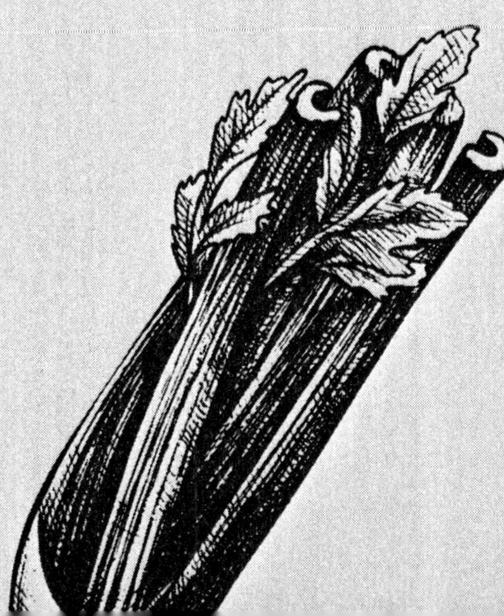

Si t'escoltes, el teu cos et dirà què et ve de gust i què se't posa bé. No pensis des de la boca o els ulls (això respondria a la pregunta què em ve de gust?), sinó des de dins, des de la panxa, des de la digestió i des del record muscular que li ha quedat al cos l'última vegada que va menjar una cosa similar.

Quan estàs acostumat a menjar bé i un dia menges alguna cosa molt rica en greix no saludable, sucre o sal, al cos et queda una sensació estranya. En alguns casos és la llengua espessa, d'altres la panxa bruta o inflada, gasos, somnolència i falta de concentració, o fins i tot mal rotllo. No ets tu, és el que has menjat, que al teu cos no se li posa bé, i al teu sistema nerviós tampoc.

Prova, experimenta, informa't, assessora't, cuina, tasta, canvia, juga… i troba el teu camí.

Això vol dir que cada persona s'ha adaptar i anar cap al corrent que més bé la faci sentir; per això no critico cap dieta radical i ensenyo el pacient a portar la que esculli seguir.

Controla el que menges des de la consciència, no des de la disciplina.

Deixa't anar. Relaxa't.

Les radicalitzacions tampoc són bones. A la gent que ho és no li suposa absolutament cap inconvenient ser-ho (si surten els és igual que no hi hagi opcions, mengen a casa abans o després, o s'enduen la carmanyola.) Jo prefereixo compartir l'espai, el moment i el menjar amb els que tinc al davant, sempre que no sigui un aliment molt «brut» i no molt sovint (també t'ho he de dir, perquè cada vegada em ve menys de gust).

Gaudeix sense remordiments, assaboreix i pren-te més temps.

Practica el *mindful eating*: menjar l'aliment com si no n'haguessis menjat mai, olora'l i assaboreix-lo, menjant a poc a poc (res de ficar-se un tros gros a la boca), gaudeix-ne.

El *mindfulness* és una filosofia basada en la concentració, l'atenció i la consciència plena de la meditació budista i s'utilitza com una tècnica de meditació. És una manera de connectar amb el teu propi jo sentint el present i sabent gaudir dels sentits per treure profit de la vida. És com un nou *carpe diem* baixant la ment al cos. Ens permet reaccionar de forma conscient i escoltar el que necessitem i el que ens envolta de manera objectiva, sense reaccionar de forma inconscient i amb possibles repercussions finals no agradables.

El *mindful eating* o la *mindful diet* centra aquesta manera de viure també quan mengem. Això ens permet gaudir més dels aliments que tenim la sort de poder menjar (en certa manera, és com una forma no religiosa de donar gràcies o de resar pel menjar) i el nostre cos ens ho agrairà, ens donarà més plaer i digerirem i absorbirem molt millor tots els nutrients, perquè ho farem més a poc a poc i el nostre cos podrà produir amb molta cura i afecte els enzims digestius, la bilis i tot el que necessiti.

Algunes filosofies budistes recomanen mastegar entre 30 i 50 cops cada mos abans d'empassar-te'l, o fins a 70 cops dissolent-lo en líquid. En la nostra cultura aquesta filosofia sembla impossible, i a qui li recomani em dirà que estic boja. Tanmateix, produir la suficient quantitat d'enzims digestius és clau per a la correcta digestió i salut de la microbiota; per tant, és clau començar a segregar-ne des de la saliva durant uns bons segons. No et demano que comptis mentre mastegues, però sí que deixis la forquilla al costat cada vegada que te la posis a la boca, i que no mengis amb menys de 20 minuts per plat. Menja tranquil·lament, sense estrès, pressions, males postures ni res que t'estrenyi. I quan beguis, sent el gust, sent la frescor, sent l'aigua com passa per la teva boca i la teva gola.

L'exercici següent és clau per entendre la diferència entre el que fem cada dia i el que podríem arribar a fer; la diferència per als sentits, el plaer i el cos entre menjar de pressa i de la manera més conscient i tranquil·la possible.

Exercici de **mindful eating**

Tanca els ulls i fes un parell de respiracions profundes i conscients. (Sabies que hi ha aplicacions de mòbil i rellotges intel·ligents que et van recordant que facis respiracions al llarg del dia?)

Agafa un aliment que t'agradi molt (un tros de xocolata —sense sucre—, una oliva, una cirera o una poma, per exemple) i deixa'l davant teu.

Observa'n la forma i cada mil·límetre. Quina forma té, el color, com reflecteix la llum, les imperfeccions...

Olora'l amb els ulls tancats. Pots distingir-ne les aromes?

Agafa'l i toca'l. Quina textura té? Quina sensació et transmet en tocar-lo?

Acosta-te'l als llavis. Quina textura et transmet? Et dóna ja algun sabor?

Fes-hi una mossegada molt petita. Quin és el primer sabor que et dóna? Canvia? On el sents de la boca? Vés-ho pensant mentre el mous a poc a poc per tota la boca. Quins canvis hi ha hagut en la teva saliva?

Empassa. Notes com et baixa pel coll, per on passa? Com arriba a l'estómac?

Tu tens a les teves mans, en cada moment, la decisió de fer tot el que fas, recorda-ho. És la teva vida, i el teu cos. Porta'l allà on vulguis. I amb l'alimentació també.

No us ha passat mai de dir «Ai, no m'hauria d'haver menjat això» quan ens donen a tastar alguna cosa que no ens ve de gust o bé agafem postres quan ja estem plens?

Doncs això, pensa amb consciència el que vols menjar o no abans de decidir massa de pressa. Ja saps que menjar molta quantitat o molt pesat et farà tenir la panxa més plena i més son, i et costarà pensar amb més claredat, creativitat, efectivitat i concentració. Però si decideixes menjar-t'ho, gaudeix-ne i no hi pensis més. Que els remordiments que tenies abans es converteixin en pensaments conscients per a la propera vegada; ja està, no hi donis més voltes.

Seguramente pensaràs que no és tan fàcil, per això, a mesura que vagis avançant amb el llibre, aniràs trobant més eines per aconseguir-ho.

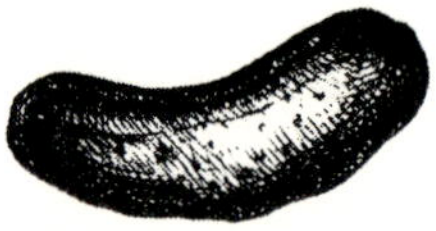

Què faig si vaig a un bar, una pastisseria, m'aturo en una benzinera o em conviden a una festa i no hi ha opcions *healthy*?

- Vergonya fora, pregunta si alguna cosa no té sucre, o si tenen fruita, te verd o pa integral o sense gluten. Com més gent ho demani, més aviat ho posaran i abans arribarà a un lloc que no ho diries mai però en tenen, encara que sigui un poble perdut de l'interior. En alguns llocs que no tenen fruita a la carta et poden preparar una macedònia, i si els dius si et poden posar unes fulles de menta o llimona al te ho fan (jo ho demano molt).

- Si viatges, recorda d'emportar-te menjar de casa o que hagis comprat en botigues d'on ja coneguis els ingredients que portaràs (fruita deshidratada, *crackers*, fruits secs...). Per molt que el menjar *healthy* o eco estigui en alça, sorprenentment encara és molt difícil trobar alternatives sanes de debò al centre de qualsevol ciutat europea o americana (més enllà de la fruita insulsa i amb aparença de plàstic, que no resulta gens apetitosa). I no dic res dels aeroports.

- Si no et recordes de dur menjar o bé viatges a un país on no pots portar-ne, busca per internet i pregunta a la recepció de l'hotel o bé a coneguts teus llocs amb opcions *healthy* (restaurants, herbodietètiques, supermercats amb coses eco o sense gluten...).

- Recorda que si fa temps que no menges res «brut», si et ve de gust o no tens altra opció i tens gana, no passa res, agafa una ració petita i gaudeix-ne. Intenta fer exercici allà on vagis per compensar.

- Les postres dolces són el nostre pitjor enemic. Són el més perillós i te les posen ben a prop perquè no puguis evitar la temptació. La majoria de vegades, si mengem postres és per vici. Normalment ja estem plens (als restaurants les quantitats solen ser més grans que les casolanes), però ens posen la carta gairebé a la cara o bé ens deixen un cartellet al costat i mengem «pels ulls». Et recomano que agafis postres un dia que vagis a un lloc que en facin de casolans i quan no hagis menjat gaire, en gaudiràs més.

- En un restaurant italià, pregunta si tenen massa de pizza o pasta integral, i demana una opció amb el màxim de vegetals possible. En un restaurant asiàtic, tria fideus d'arròs, verdures al wok, sushi, sopa miso... Evita la salsa de soja convencional, que porta molt de sucre, i si aneu a un bon restaurant segurament en tindran de la bona, que no en porta (tamari o shoyu). En un bar tradicional espanyol, el perill són l'alcohol i les tapes (pa i fregits), i que el màxim de vegetals que tenen és el pebrot i l'enciam de plàstic, que en dic jo. Intenta demanar zero alcohol o el mínim possible, poc pa i pocs fregits.

- En una cafeteria o restaurant de gasolinera, els menús no ajuden gaire i les amanides no són gens apetitoses (al final és clar que vols demanar els macarrons davant amanides iceberg plenes de blat de moro i ceba); aquí hauràs de jugar amb la sort del dia i fer el que puguis, o bé oblidar-te de mi per un dia, que tampoc passa res.

- Treu-te de la vista la galetona o la xocolata que et porten d'acompanyament amb el cafè o el te, si no te la prens t'estarà «mirant» tota l'estona, així que amaga-la darrere la tetera o on puguis. Aquestes són les petites coses que pensem que són esporàdiques però que passen molt més sovint del que ens pensem, i no ens van gens bé.

- No t'acostumis a anar al mateix lloc a prendre un cafè i demanar un croissanet. T'hi enganxaràs, no t'adonaràs que ho estàs demanant més cops del compte i et serà molt difícil trencar la rutina.

- Què pots fer quan et conviden a dinar o sopar a casa d'algú, o bé quan vagis a un casament? Si no tens cap intolerància o al·lèrgia, pots proposar de portar alguna cosa tu o bé d'ajudar el xef i així proposar receptes més saludables; si no (i sobretot en el cas d'un casament), gaudeix com mai del que hagin preparat o portat, que és un dia i segur que ho han fet amb molt d'amor i això no té preu (i tampoc te n'aniràs a casa sense dinar o sopar i llençant menjar, oi?).

Hotels i bufets

Què faig si estic en una festa o en un hotel amb bufet? Nosaltres, els col·lectius de dietistes i nutricionistes, cada dia pressionem i formem institucions i empreses perquè ofereixin aliments, begudes i informacions nutricionals més saludables i conscients.

Encara hi ha grans cadenes hoteleres que com a detall per als clients tenen productes de pastisseria plens de sucre i mantega. Mentre no ho canviïn, vés-te aprenent la frase «Moltíssimes gràcies pel detall, però no puc amb tant de sucre». El que pots fer també és preguntar i demanar, cada vegada que vagis a un restaurant o un hotel, si tenen llet d'arròs o de civada i pa sense gluten, i als forns demanar pa sense sucre o preguntar si tenen pa d'altres farines, i en general edulcorants naturals com l'estèvia o menys fregits en l'acompanyament.

Suggeriment d'esmorzar bufet:

Fruita + ous remenats o en truita + bolets o tomàquet + pa de qualitat si en tenen amb oli d'oliva verge extra + infusió o cafè i aigua o llet vegetal o eco, si en tenen.

(Si has de passar tot el matí fora i no saps si podràs parar per menjar alguna cosa a mig matí, és millor que mengis més proteïna + greixos saludables i que no optis pels cereals. És més difícil que siguin integrals i sense sucre i no et saciaran tant; a més, el salat t'activarà si acostumes a tenir la tensió baixa.)

Una altra opció és emportar-te alguns aliments per preparar-t'ho tu a l'hotel:

- Pols de proteïna vegana o sèrum de llet eco. Compra llet vegetal o eco en algun herbolari o supermercat que hi hagi a la vora.
- Pols de te matcha o germen de blat per afegir als sucs de taronja natural (si en fan) o aigua amb llimona (això ho pots demanar a tot arreu).
- Torrades sense gluten ni sucre (ho deixen portar a l'avió si està tancat).

Opcions més sanes per agafar en un berenar o esmorzar en una festa infantil convencional:

- Pinxos de fruita amb xocolata
- Entrepanet de pernil

Idees per trobar l'equilibri

Obre la ment, surt del que creus que està bé per a cada àpat i del «ui!, això et menges per esmorzar o per berenar?». Prova-ho i fixa't en com se sent el teu cos després de menjar-t'ho i en les hores posteriors.

Recorda, però, que un bon àpat ha de tenir vegetals + greixos + proteïna o hidrats (sempre que un o dos àpats tinguin la versió de proteïna).

La manera com ho facis dependrà de tu. Ja tens totes les eines per fer les combinacions que necessitis. Recorda, però, que si vols sentir-te «viu» i equilibrat, necessites menjar aliments amb colors vius i variats. Ja pot ser un àpat molt bo i molt *healthy*, que si no t'entra pels ulls no començarem bé. Recorda que si no és bo, l'èxit serà nul.

Aquí et dono moltes idees per trobar-te millor. Trobaràs receptes al final del llibre i més a la pàgina web.

WAKE UP: ESMORZARS PER TENIR MÉS ENERGIA I CONCENTRACIÓ:

- Remenat d'ous amb bolets i pa integral de qualitat (no de blat i sense sucre).
- Torrades amb alvocat, germinats, llavors i ou dur.
- Pa amb alvocat untat i pernil salat o anxoves.
- Pa de plàtan o de carbassa amb xocolata sense sucre.
- Crep de fajol amb xocolata i fruita.
- Pancake d'arròs.
- Crema Budwig adaptada.

- Flocs de civada amb llet vegetal, fruits secs, fruita i canyella (porridge de civada bàsic).
- Batut proteic (llet vegetal amb pols de proteïnes vegetals o de sèrum de llet que podràs trobar en qualsevol herbolari).
- Rodanxa de tomàquet gruixuda amb ou al plat i orenga en una cassoleta al forn.
- Mig alvocat sense pinyol amb ou poché o Benedict a sobre i dukkah.
- Truita d'espinacs, de carbassó, de patata, de ceba, de ceba tendra, o d'albergínia.

KEEP ON: DINARS PER NO PASSAR GANA NI TENIR SON A LA TARDA:

- Amanida de ruca, canonges, raves, pastanaga i azukis (s'han de deixar en remull tota la nit i coure durant una hora), amb barreja d'olis vegetals i gotes de taronja.
- Broquetes de cols de Brussel·les i bolets amb hamburguesa de carn de vedella eco picada amb all i julivert.
- Amanida d'escarola, enciam de roure, cogombre, germinats de bròquil, maduixes i formatge de cabra de qualitat amb arròs basmati integral.
- Conill estofat amb col, ceba i patata i brou de verdures.
- Saltat de carbassó, remolatxa, porro i kale amb pasta integral de qualitat.
- Canelons de carbassó (carbassó tallat al llarg) farcit d'ànec i pinyons i xips de moniato al forn d'acompanyament.
- Crema de bledes, patata, ceba i fonoll amb hamburguesa de quinoa amb verdures.

- Amanida verda amb xucrut o una altra verdura fermentada i peix blanc a la planxa.
- Amanida de mongeta tendra, patata, pastanaga, pèsols i cigrons amb allioli suau casolà.
- Crep de fajol o tortita de blat de moro amb cibulet, pebrot i pollastre al wok amb salsa al curri.
- Mussaca de tomàquet, albergínia i patata amb beixamel sense làctics.
- Amanida d'endívia, tomàquet, remolatxa ratllada, patata refredada i col llombarda amb vinagreta de poma i tires de pollastre.

CALM DOWN: SOPARS PER DORMIR MILLOR, AMB MENYS ESTRÈS I MENYS DOLORS:

- Espaguetis de carbassó i pastanaga amb salsa *healthy* d'estil pesto sense formatge.
- Carxofes amb ous poché o Benedict sans i cúrcuma.
- Crema de carbassa, api, nap, xirivia i gingebre amb llavors, germinats i ou dur ratllat.
- Pizza de coliflor amb verdures i formatge vegà.
- Espàrrecs i alls tendres saltats amb gambes.
- Remenat d'ous amb bolets variats, pernil de qualitat i orenga.
- Torrada amb escalivada i sardinetes o seitons.
- Caldo d'ossos o espines amb mill, bròquil, ceba i coliflor.
- Sípia o calamar amb pèsols, patata, ceba i tomàquet.
- Crema de bolets xiitake amb miso i sushi casolà.

- Sofregit de pebrot, albergínia i carbassó amb peix a la planxa.

- Peix blanc al forn amb patata, albergínia i ceba.

COMFORT FOOD: QUÈ PODEM MENJAR ENTRE HORES

No cal que tots ens obliguem a fer cinc o sis àpats al dia. Què necessites tu? Què et fa sentir bé? Si menges correctament i amb tot el necessari en tres àpats, per què t'has d'obligar a menjar més? Si tens gana i necessites berenar, per què t'has d'aguantar fins a l'hora de sopar?

El que necessitis també pot anar canviant al llarg de l'any o per èpoques. Potser hi ha èpoques en què no et ve de gust esmorzar just en llevar-te. No passa res, menja alguna cosa a l'hora que et vingui de gust. Potser no et ve de gust esmorzar el que sempre havies esmorzat. No passa res. Només necessites variar i tornar a escoltar el teu cos.

Substituts *sans* per matar el cuc, o per a moments amb ansietat o tristor:

- Peça de fruita (amb un tros de xocolata sense sucre que pot estar fosa al microones, o crema de coco per damunt, com si fos nata).

- Pèsols crus tendres.

- Bastonets de pastanaga, api o cogombre (amb hummus, paté vegetal o guacamole).

- Grapadet de fruits secs.

- Compota de fruita sense sucre.

- Xips de verdures al forn.

- Fajol cruixent.

- Crackers de llavors.
- Gelatina d'agar-agar de fruita (en trobareu de feta en herbodietètiques o supermercats ecològics).
- Púding de xia amb nata de coco.
- Batut verd energètic, digestiu i depuratiu.
- Gotet de crema de verdures.
- Brou de verdures.
- Gotet de kombucha.
- Quefir o iogurt de qualitat amb fruita.
- Llet vegetal amb te chai, cúrcuma latte, cacau pur i vainilla, te matcha, cafè aiurvèdic + cereals integrals sense sucre inflats o en flocs (+ fruita i llavors mòltes en bol o batut).
- Tros de pa de qualitat o 1-2 tortitas de cereals o rosquilla de poma a la planxa o pa sense cereal, + paté vegetal (de bolets, carbassó, carxofa...), olivada, hummus de cigró o de llenties o de remolatxa, pernil salat, tahina, alvocat, ou dur amb tomàquet i canonges, xocolata sense sucre desfeta al microones sobre el pa o la tortita, crema de xocolata *healthy*.
- Crispetes ecològiques (màxim tres grapats).
- Pipes de gira-sol o de carbassa saltades (un grapat).
- Truita d'un ou amb orenga.
- Magdalena o galetes *healthy* (sense sucres).
- Cassoleta d'agar-agar i fruita.
- Barreta d'amarant.
- Granissat o gelat sense sucre ni làctics.
- Mousse d'alvocat i xocolata.

Descarrega't la llista de la pàgina web per tenir-la sempre a mà.

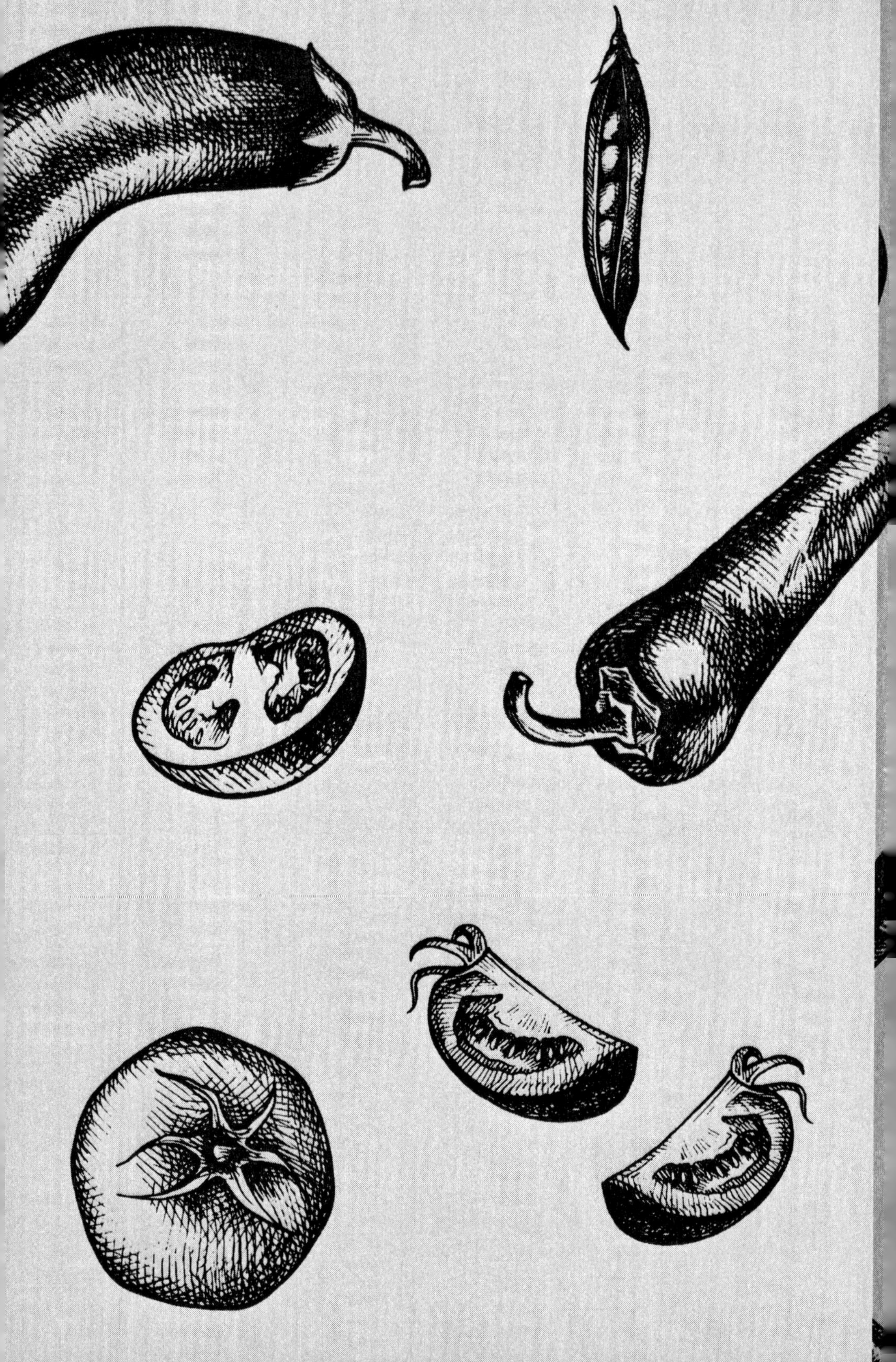

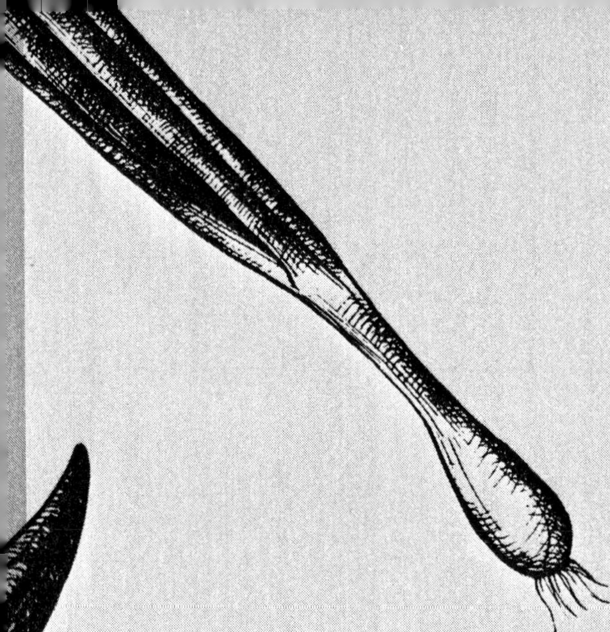

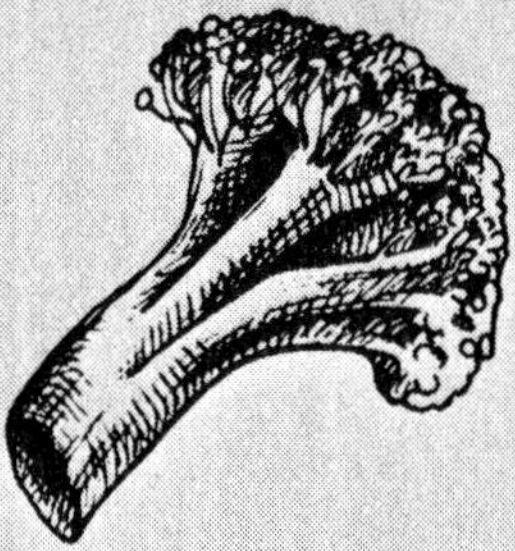

Els pensaments de la felicitat

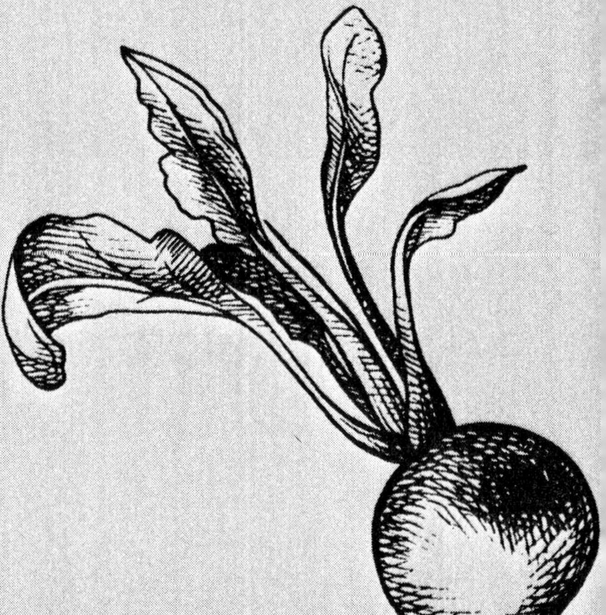

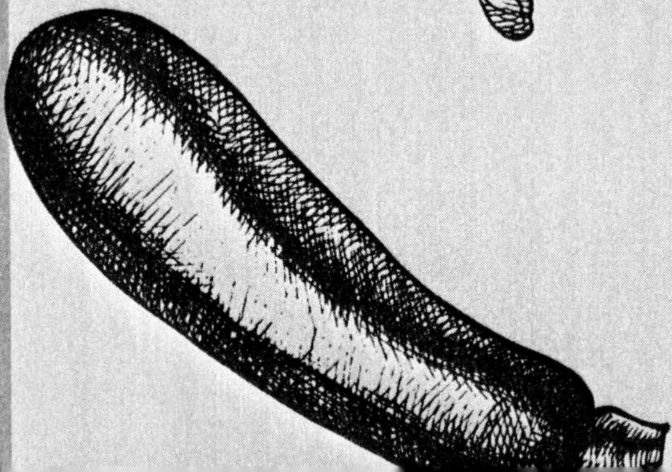

Quan tenim molta gana, ¿no estem de vegades més irritables i fins i tot de mala llet? ¿No hi ha gent que, quan es posa a dieta, està sempre de mal humor perquè passa gana i se sent amb una obligació constant? (Això ens ve de quan havíem de caçar, ser més agressius ens feia més bons caçadors per trobar abans l'aliment. Ara, però, no ens serveix de gaire.)

No us passa, d'altra banda, que quan heu menjat molt o bé aliments molt densos, després esteu més somnolents, despistats o desconcentrats? No hauríem d'arribar al punt en què ens hem de descordar el botó dels pantalons o gairebé no podem ni moure'ns. ¿Us passa que quan esteu tristos o cansats soleu tenir ganes de dolç, mentre que quan esteu enfadats o estressats teniu més ganes de coses salades o cruixents? ¿O no us heu dit mai «avui em mereixo menjar xocolata, o un tros de pizza, o un plat de pasta, o el que sigui»?

El significat del menjar a la nostra societat

El menjar ens produeix certes sensacions i emocions, i les emocions ens porten a menjar certs aliments. És una relació de doble sentit. Difícil d'evitar.

En principi, l'equilibri entre la gana i la sacietat és controlat pel sistema nerviós central davant l'arribada física de l'aliment a l'estómac. Això és el que anomenem «gana fisiològica». No hauríem de tenir gana abans de les tres o quatre hores d'haver menjat. Si és així, és que no hem menjat prou o no hem menjat el que hauríem d'haver menjat (potser faltaven greixos o proteïnes o hi havia un excés de sucres), i el que tenim és «gana emocional».

Si el nostre sistema nerviós està desequilibrat a causa de l'estrès, les preocupacions, els disgustos, les discussions, les frustracions o les pors, també podrà desequilibrar la manera com mengem i el que ens posem a la boca: potser no ens vindrà de gust menjar, o bé tindrem més gana del compte, o menjarem més de pressa del normal, o buscarem aliments que ens donin més plaer (com els dolços o els greixos), que ens relaxin (com els cruixents), o que ens donin més energia (com els hidrats).

Algunes evidències científiques suggereixen que la proteïna és més saciant que els hidrats i els greixos.* Així doncs, si sols tenir molta gana, no t'oblidis de posar una mica de proteïna (de qualitat) als teus àpats.

En la nostra societat, no hi ha cap celebració que no vagi acompanyada de menjar i beure. I sembla que en les últimes generacions aprofitem qualsevol excusa per celebrar el que sigui, o que no sapiguem quedar amb algú sense prendre un cafè, una cervesa, o dinar o sopar, tant en l'àmbit laboral com en el personal. La nostra cultura és així. Tampoc és que sigui dolent, però la majoria de propostes culinàries s'allunyen del que és saludable, ja ho sabeu, i demanar opcions més *healthy*, sobretot quan parlem d'una celebració, és sortir-se del que fa la resta, ser diferent, pesat, estrany, friqui, agosarat, molest...

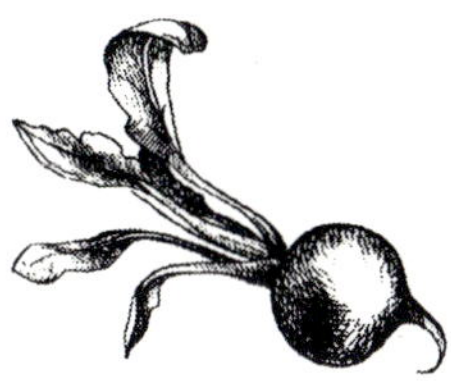

Es busquen valents que
vulguin canviar el món.

Més enllà de les celebracions, els records marcats per moments feliços o tristos també influeixen en el que mengem. És aquí on sorgeix la gana emocional. En certa manera es tracta, en el cas del record de moments feliços, d'un desig de tornar a sentir aquella sensació.

Moltes vegades mengem perquè anhelem sentir allò que vam sentir en un moment i una situació concreta (com ara la llet amb galetes que em donava l'àvia per berenar), o bé mengem per quedar bé davant d'algú que ens dóna menjar (un pica-pica en una festa, per exemple), o per mostrar alguna actitud relacionada amb aquell aliment (beure vi es relaciona per exemple amb maduresa i elegància), o mengem per avorriment (perquè necessitem un estímul diferent o un petit *break* mental quan estem estudiant o treballant davant l'ordinador), o bé mengem per omplir una mancança emocional (necessitat d'afecte, estima, amor, plaer, relaxació, de sentir-nos bé...).

De la mateixa manera, quan estem tristos o enfadats, menjar certs aliments és una manera d'afrontar la situació que ens amoïna (hi ha moltíssima gent que es menja la crema de xocolata a cullerades). O bé és el que hem vist en altres (si a casa hem vist menjar xocolata quan estaven cansats, per exemple).

De vegades, però, mengem certs aliments que ens vénen més de gust segons l'època de l'any, perquè el nostre cos necessita refrescar-se o hidratar-se més, com és el cas dels gelats o les amanides, per exemple.

Sovint no podem viure sense alguns aliments, ens hi enganxem. ¿No us ha passat mai que se us fica un aliment al cap i sembla que us estigui parlant perquè no podeu deixar de pensar-hi? És com un gos que rasca la porta, no para.

En alguns casos, en adonar-nos d'aquesta afecció i dificultat de control, arribem a tenir una relació d'amor-odi amb el menjar. No només vivim un moment d'ansietat, sinó que després ens sentim malament pel que hem fet, ens jutgem, ens critiquem i els dos minuts de plaer que hem tingut menjant aquell aliment s'han convertit en un estat igual o pitjor a l'inicial.

Molts de les persones que han tingut problemes amb el menjar en aquest sentit ha sigut a causa d'un desamor (o mancança d'amor per alguna via).

Menjar ens omple, físicament i emocionalment (o això és el que nosaltres ens pensem). Que deixi de ser així dependrà de si aprenem a omplir-nos i fer-nos feliços amb altres elements que no siguin menjar.

Diferenciar la gana física de l'emocional

Et proposo fer l'exercici següent. Segur que a casa tens un petit bloc de notes que no fas servir. Converteix-lo en un diari en el qual expliquis la teva relació amb el menjar. (Una altra opció és un full de notes al mòbil). Cada vegada que mengis sense gana o de forma compulsiva (amb més quantitat del que menjaries), escriu quina emoció o sensació t'envolta i quin creus que és el tipus de gana que tens en aquell moment. Escriu quin menjar ha estat i en quines altres situacions de la vida n'has menjat.

Aquest exercici t'ajudarà a identificar quin és el problema que es repeteix i què pots o no treballar.

Què he menjat?
Exemple: croissant de xocolata

Quina sensació tenia abans de menjar-m'ho?
Exemple: avorriment i una mica d'ansietat

Què pensava mentre m'ho menjava?
Exemple: estrès per tot el que he de fer durant la tarda

MENJAR PER ANSIETAT

Avui dia tot són obligacions. Algú ha explicat als que manen que no som màquines? I a nosaltres mateixos, que som humans i que no podem ser tots iguals? El pitjor de tot és que la majoria de nosaltres no som conscients que patim estrès crònic, que ens emmalalteix físicament i mental, a poc a poc, dia a dia.

Moltes de les malalties digestives, inflamatòries i autoimmunes comencen per l'estrès i l'estil de vida agitat (que no vol dir actiu). L'excés d'estrès i els baixos nivells de felicitat estan associats amb un escurçament dels telòmers (els extrems dels cromosomes que marquen la nostra «velocitat» d'envelliment).[*]

Sovint relacionem estrès amb crisis d'ansietat i nervis, però no tots el patim de la mateixa manera; potser simplement ens notem cansats, baixos d'ànim o més irritables, amb algun desajust del son, mal de cap, de panxa o d'esquena. Sabeu aquesta sensació de tenir un nus a l'estómac o contractures per tot el cos? Doncs això és un altre gran senyal que patim estrès.

L'energia Qi

Segons la medicina tradicional xinesa, quan hi ha estrès perdem Qi dels ronyons, és a dir, la nostra energia més ancestral, que ens fa baixar l'energia, l'ànim i el desig sexual, i que es veu debilitada si, a més, mengem aliments massa freds o crus.

D'altra banda, potser no tenim una vida molt agitada però patim estrès mental a causa de les preocupacions, les obligacions i les tensions, o bé per discussions amb altres persones, o estrès de tipus emocional, en l'inici o l'acabament d'una relació, quan tenim parelles que ens requereixen molt, o quan ens trobem en picabaralles familiars o laborals.

El cos no sap diferenciar entre l'estrès físic i un de mental.

La síndrome de la superwoman

Tu també pateixes la síndrome de la *superwoman*? Dones que ho volem fer tot i que ens ocupem de tot. Dones que no som conscients que no podem fer-ho tot, si no volem acabar petant. ¿Com pretenem fer tot el que hem de fer a la feina, a casa (siguem-ne conscients, encara hi ha mooooolta feina per fer perquè les parelles facin el 50% de la feina de la llar i de la cura dels fills), i que ens quedi temps i ganes per cuidar-nos mentalment i físicament?

Demanar ajuda no és dolent, i delegar tampoc. I això no vol dir ser mala mare, per exemple.

Prioritzar-te una micona farà que puguis portar millor les rebequeries dels teus nens i gaudir d'ells sense haver-t'hi de barallar constantment perquè estàs cansada, estressada o dels nervis.

També podem patir estrès «positiu». És aquella sensació de quan estàs ultramotivat amb el que fas i tens una espurna a dins que t'impulsa a dedicar-hi mil hores sense adonar-te'n. És un moment fantàstic per a la creativitat, com més coses fas, més coses se t'ocorren. Estar motivat o il·lusionat amb un projecte nou és una de les millors maneres de combatre la monotonia, l'avorriment i la mandra.

Tanmateix, és l'estrès més perillós, perquè no sabem posar-hi límits. No sabem dir que no, i acabem prioritzant la feina abans que les altres coses importants de la nostra vida. I igualment podem acabar «petant».

Sovint no demanem ajuda fins que petem, mentalment, emocionalment o físicament, per motius de salut. Algunes vegades anem al metge i altres directament a un psicòleg o terapeuta emocional. Suposo que per això cada vegada hi ha més *coaches*, *health coaches*, *coaches* de vida i *coaches* nutricionals, perquè hi ha una necessitat d'un tipus de professional de la salut que moltes vegades no ajuda el pacient en aquest sentit.

Quan vaig estudiar Gestió de l'Estrès a la Harvard Medical School, es recomanava als professionals de la salut que aconsellessin i donessin eines no medicinals als pacients per arreglar els hàbits que ens generen aquests símptomes, i no prescrivissin antidepressius o ansiolítics a la primera de canvi. Aquesta no és la solució, sinó un «pegat» temporal que fa que oblidem i emmascarem el que li passa al cos i el que ens està volent explicar. Òbviament, en certs moments els medicaments són necessaris, però no receptats a la lleugera.

Si el cos i la ment ens estan dient que no es troben bé, hem de parar i veure què és el que no estem fent bé, què és el que no ens fa sentir bé, què és el que sí, i posar fil a l'agulla, partint des de les accions que fem nosaltres a la vida i no volent que els altres canviïn per fer-nos-ho fàcil.

Parlo amb molts pacients que no estan preparats per fer dieta, o per afrontar canvis en la seva vida quan es troben en un moment difícil o de molt d'estrès. En aquests casos, o en casos en què hi ha moltíssima ansietat pel menjar i els pacients no es veuen amb cor de sortir de la zona de confort amb els meus consells, els recomano anar a un psicòleg, algú realment capacitat per ajudar-los. Quan estiguin un mica millor sí que els dic que em poden tornar a veure i posar-se en marxa per millorar els seus hàbits de vida i alimentació.

En general, el que necessitem és canviar la nostra manera de viure.

Començant per relaxar-nos. Relaxar-nos ens pot ajudar no tan sols a disminuir l'estrès i l'ansietat, sinó també a controlar la hipertensió i les malalties coronàries.

Cal també relativitzar la importància que donem a les coses. No prendre'ns-ho tot a la valenta. Deixar-se anar (treballar el conegut «distanciament» en autoajuda) i no ser tan perepunyetes. Escoltar el propi instint.

Aprendre a assossegar la ment, a viure més relaxats, equilibrats i amb consonància amb el propi jo. Si pel que fos no podem controlar o evitar alguna cosa, cal posar-hi límits perquè no ens afecti a nivell ni físic ni mental i fer que sigui temporal, o aprenent a dir que no, a desconnectar i distreure'ns, i fent exercici per sentir-nos millor.

Sovint som prou conscients del que hem de canviar i estem en el procés de fer-ho, però el nostre voltant ens porta «cap al mal camí». És normal, no és fàcil sortir d'una dinàmica en la qual es mou tothom. ¿No t'ha passat mai que vas caminant pel carrer i t'adones que vas corrent i que estàs emprenyat, i penses: per què corro, si no tinc pressa? Perquè els que van al teu voltant t'ho han encomanat. Som com micos, ho imitem tot.

És moment de tornar a pensar en tu, en la teva vida, en tot el que fas i el que penses, de fer un altre pas cap al camí que vols seguir.

COM PODEM EQUILIBRAR LES DIFERENTS HORMONES IMPLICADES

Es poden conèixer els nivells de cortisol, l'hormona de l'estrès per antonomàsia, a partir d'una analítica de sang. El problema és que aquesta hormona varia molt, i en el moment de fer l'analítica podria indicar uns valors diferents dels reals, i no per això hem de creure que no patim estrès. A primera hora del matí, per exemple, els nivells de cortisol són sempre més elevats. Això es deu a la necessitat d'aconseguir energia a través dels aliments després de tantes hores de son.

Què pot fallar si falla el cortisol?

- El metabolisme de la glucosa, els greixos i les proteïnes (els nivells elevats de cortisol, en sinergia amb alts nivells d'insulina, podrien estimular la disposició del greix al voltant de la cintura).

- El sistema immunològic (els alts nivells de cortisol poden desequilibrar-lo i impedir la proliferació de cèl·lules T).*
- La formació òssia (la qual pot disminuir i afavorir l'osteoporosi).*
- L'estimulació de la secreció d'àcids gàstrics (i generar problemes digestius).
- L'equilibri de la gana (s'estima que al voltant del 30% de les persones que pateixen estrès consumeixen menys del normal quan estan estressades, mentre que la majoria de les persones mengen més).*
- El sistema reproductiu (el pot desconnectar completament).*
- Els processos inflamatoris a través de la secreció d'histamina.

SISTEMA IMMUNITARI I EMOCIONS: HI HA TANTA RELACIÓ?

S'ha estudiat que la secreció d'IgA (primera línia de defenses del cos) baixa simplement per pensar en escenes que ens facin sentir malament, mentre que puja davant de records feliços.*

Aquest pot ser el motiu pel qual he estat durant dos o tres anys refredant-me cada 3-6 setmanes, i provant de tot pel que fa a dieta, exercici i suplements, i fins que no he començat a treballar amb un terapeuta emocional com gestionar les emocions i l'estrès, no he deixat de refredar-me. Molt fort, sí.

Què fa augmentar els nivells de cortisol?

- El consum de cafeïna* (en cafè o begudes energètiques).
- No dormir prou.* Cada persona necessita dormir unes hores en concret. Surt de la regla de les «set o vuit hores mínim». Quantes hores necessites tu per ser persona?

Amb sis ja en tens prou? (s'ha vist que menys és molt perjudicial per a la salut). I què passa si en necessites nou? Les dones, per exemple, necessitem dormir més.* Passa el mateix amb les persones que tenen molta activitat mental durant el dia. No et sentis malament per necessitar-ho. Ser una marmota no vol dir no ser productiu. Combat aquesta creença. (No et recomano, però, dormir més de nou hores tret que portis molts dies sense dormir prou.) Dormir massa et pot deixar amb sensació de cap espès, mal d'esquena o mal de cap durant més estona del normal. A més, s'ha vist que dormir massa et pot fer envellir el cervell a més velocitat.* D'altra banda, si et despertes més tard de les 8 del matí, el cortisol ja s'ha accelerat (comença a fer-ho entre les 6 i les 8) i pot generar somnis més incòmodes, tensions al cos i una sensació com de «depressió» en llevar-te. Dormir massa també pot implicar menys temps per fer activitat física.*

- L'excés d'exercici* (tinc pacients triatletes als quals els costa perdre pes perquè l'exercici els genera estrès, i l'estrès els inflama i «bloqueja» el metabolisme; així doncs, no va igual de bé per a tothom un tipus o una quantitat d'exercici determinada).
- El dèficit d'estrògens (per exemple en dones menopàusiques).
- L'ús o el consum de medicaments o cremes amb cortisona.

Una de les hormones responsables de la felicitat, i que ajuda a controlar els nivells de cortisol, és la serotonina.

Es tracta d'un neurotransmissor encarregat de mantenir en equilibri el nostre estat d'ànim i que intervé en l'humor, el son, la percepció de dolor i el plaer, el desig sexual i també la gana.

Recorda que el 80% de la serotonina es produeix als intestins,* essencialment gràcies a cèl·lules endocrines, però també gràcies a algunes neurones intestinals i certes cèl·lules immunitàries. La resta es produeix al cervell.

Així que, com dèiem a l'apartat de dieta digestiva, cuidar els intestins és clau per produir serotonina i sentir-nos bé mentalment i emocionalment.

L'estratègia més simple per augmentar el nivell de serotonina és pensar en records feliços, o això és el que diu el neurocientífic de la Universitat de Califòrnia a Los Angeles (UCLA) Alex Korb.* El problema és que no podem estar tot el dia pensant-hi com badocs, oi?

La serotonina, però, no és l'única responsable de la nostra felicitat. La dopamina, coneguda com la mediadora del plaer, també ho és. Té, però, gat amagat: si està descontrolada pot causar les addiccions al joc, les drogues, el sexe i, també, al menjar. (S'ha vist que hi ha persones que, genèticament, tenen més predisposició a algun tipus d'addicció.)

La dopamina configura un sistema mental de recompenses que es basa a donar-te «plaer» o sensació de gratificació quan aconsegueixes alguna cosa que vols (com quan trobes aparcament a la porta).

Amb el menjar ens passa sovint que mengem perquè necessitem plaer, un plaer que ens tranquil·litza i relaxa de tot l'estrès que portem a sobre. Si al llarg del dia hem menjat poc perquè «ens hem posat a dieta» o no hem tingut gaire temps, quan arribem al vespre a casa... la barreja de gana i tensió fa que ens acabem atipant amb el primer que trobem a la nevera.

Quan ens passi això, el que necessitem és aprendre a menjar el que necessitem, a gaudir del menjar saludable (tens unes bones receptes *healthy* al final del llibre) i a donar-nos plaer d'altres maneres que no siguin a través del menjar.

La qüestió és que, en general, no necessitis premiar-te a través del menjar. De quines altres maneres et pots recompensar i premiar pels esforços i dies durs que has tingut?

De tant en tant, tant per les coses bones com per les dolentes, per què no regalar-te un berenar *healthy* diferent? Una peça de roba o un detallet? Has pensat a donar-te un massatge o un bany, o anar a l'spa, o simplement agafar-te una tarda lliure? Qualsevol cosa que et faci sentir bé es pot convertir en un premi.

I recorda que també necessitem ànims quan les coses no han sortit bé. **No esperis que els altres et facin el que vols; avança't i fes-te feliç a tu mateix.**

La manera com et parles a tu mateix t'acostarà més cap al benestar i la felicitat.

Moltes vegades ens quedem a l'espera de l'aprovació i el copet a l'esquena que ens donaven els pares o els nostres professors quan érem petits. Vam créixer aprenent que, si fèiem les coses malament, ens castigarien, i que si les fèiem bé ens premiarien. A poc a poc vam anar desenvolupant la necessitat de cridar l'atenció per aconseguir la recompensa, fins al punt d'acabar fingint ser el que no érem, només per complaure els altres i que no ens rebutgessin (sí, també, és supervivència).

D'adults ens acabem convertint en adoctrinadors d'aquesta filosofia, i ens passem la vida criticant i jutjant a qui se suposa que no la segueix.

Quan no estem jutjant, sovint passem a l'altra banda: a fer-nos les víctimes. Pensem en com ens han tractat de malament o en la mala sort que tenim. Vivim barallant-nos internament amb la imatge de perfecció que creiem que tenen els altres i amb la que tenim nosaltres mateixos. Aquí rau el problema de la baixa autoestima. Que ens rebutgem i ens castiguem a nosaltres mateixos perquè no som com creiem que hauríem de ser, per una idea abstracta que ens hem anat formant al llarg dels anys.

Un consell: no esperis que els altres facin per tu el que tu no fas per ells.

▶ Sigues servicial també amb persones que no siguin els teus fills. Fes més coses per ells si se senten poc prioritzats o estimats. Pregunta als altres què necessiten i «què puc fer per tu?». Saluda amb un somriure sense esperar que et saludin primer.

- Si comences a fer-ho per ells, no et serà tan difícil ferho per tu mateix.

- Si no vols que et jutgin i vols sentir-te lliure de ser qui ets, comença per no jutjar tu els altres.

- Agraeix i felicita els altres. Compara't amb tu mateix, no amb els altres. Que no t'afecti que els altres millorin. Centra't a créixer tu com a persona i com a professional. La diferència entre l'ego i l'autoestima radica que les persones amb l'autoestima alta no necessiten comparar-se amb els altres ni sentir-se superiors a ells. La seva alegria rau a ser qui són i acceptar que els altres són com són.

- Escriu-te, parla't, toca't, comença a comunicar-te amb pensaments positius. Felicita't mentalment, amb carinyo.

- No et castiguis ni jutgis quan no hagis aconseguit alguna cosa, agafa tota aquesta energia negativa per convertir-la i seguir amb forces cap a on vols arribar.

Quan la dopamina (responsable de les recompenses) està baixa, som menys capaços de treballar per un fi.* Tanmateix, aquest element químic es dispara tant quan fem el primer pas cap a un objectiu com quan l'aconseguim. Per tant, es podria dir que la dopamina és allò que ens ajuda a assolir els nostres objectius quan volem una cosa.

Així doncs, la felicitat també es basa a marcar-nos objectius, i a fer canvis per aconseguir-los, celebrant-los cada vegada que ens hi anem acostant. I acceptant que som humans, que no ho podem fer tot, ni ser tot, i que està bé sempre que fem el que puguem.

Una altra hormona que cal tenir en compte és l'oxitocina. No només està relacionada amb la maternitat, sinó que és l'hormona de l'afectivitat, dels vincles emocionals i de l'abraçada. És la que fa que ens trobem bé quan sentim amor i afecte amb l'entorn. Gràcies a ella ens enamorem i tenim orgasmes.

L'oxitocina ens fa tenir una conducta més generosa i afectuosa. I la seva hormona «antagonista» és la testosterona, que ens fa tenir una conducta més agressiva. S'ha vist que els homes amb més testosterona tenen més divorcis però alhora són més competitius a la feina.*

Never lose the opportunity to love

Algunes persones diuen que els gossos i els gats són millor que tenir parella, perquè no poden parlar i queixar-se. D'altres, que quan aquests animalons se'n van del seu costat, no en volen tornar a tenir perquè, en el fons, saben que no volen tornar a patir.

La vida és així. Qualsevol cosa que estimem pot marxar en qualsevol moment. No podem fer-hi res. Però això no pot ser una excusa per deixar de sentir coses bones a la vida. Hem de deixar d'omplir la vida de coses bones per por de tenir-ne de dolentes?

Tinc al turmell tatuada la petjada d'una de les gates que van créixer amb mi durant la meva infància i adolescència. No puc estar més orgullosa i feliç d'haver compartit el meu temps i el meu amor amb aquests animals.

Els animals domèstics ens fan feliços. Un estudi diu que les persones amb problemes de cor que tenen animals domèstics presenten sis vegades menys possibilitats de morir.

Fes les coses amb pau, gratitud, tranquil·litat, equilibri, serenor, amor. També tinc tatuada la frase «Viu amb amor cap al que t'envolta» en sànscrit (la llengua antiga de l'Índia) per recordar-me el que ja sabíem fa milers d'anys i que sembla que hem perdut: d'on venim i què mou el món. L'amor cap a tu mateix, cap als altres i cap a la vida té més força que qualsevol cosa en aquest món, no ho oblidis. És el que et portarà més fàcilment cap a la felicitat que qualsevol altra cosa. Forma part de la nostra essència, del nostre jo més profund, del que ens caracteritza i diferencia com a humans.

Recorda tocar i abraçar cada dia algú.

No podem viure aïllats, perdríem la xaveta (recordeu la pel·lícula *Nàufrag*?). Amb això vull dir que moltes vegades vivim tan centrats en la feina que deixem de banda desenvolupar la intel·ligència emocional i social.

És normal la típica crisi existencial dels 30-40 anys (a algunes persones els arriba molt abans, a d'altres més tard, i a d'altres mai), que pot regirar-ho tot, perquè sentim que, després de tots els esforços, ens falta alguna cosa a la vida...

Hem de trobar l'equilibri com més aviat millor, i seguir-lo buscant sempre, deixant fluir el canvi.

L'última hormona del gran quartet de la felicitat són les endorfines. Es consideren analgèsics naturals, però funcionen com una espasa de doble tall. Es produeixen després de passar cert dolor. Per exemple, augmenten després d'ingerir aliments picants o de veure pel·lícules dramàtiques[*] (tot i que en el meu cas ho dubto, perquè em queda sempre molt mala sensació després de veure-les, sóc massa emocional, què hi farem).

Totes les persones som diferents, i a unes ens afecten més unes coses que d'altres (les persones hipersensibles ens hem de treballar més perquè el món no «està fet» per a nosaltres), però en general les coses que fan augmentar les endorfines alleugen el dolor de seguida i ajuden a produir sensació de benestar.

En el mateix estudi[*] en què es va veure això de les pel·lícules dramàtiques es va constatar també que les persones que augmenten regularment les seves endorfines tenen un llindar del dolor superior, és a dir que l'aguanten millor. Vols saber com augmentar-les sense passar-ho tan malament?

Com podem equilibrar el sistema nerviós, fer baixar els nivells de cortisol i augmentar les hormones de la felicitat?

- A través d'aliments rics en triptòfan (aminoàcid precursor de la serotonina), però també qualsevol altre tipus d'aminoàcid, perquè són els que formen els neurotransmissors: gall dindi, pollastre, làctics ecològics, peixos salvatges, ous eco, soja eco, cacau, pinya i alvocat.

- A través d'aliments rics en magnesi i vitamines del grup B (que equilibren el sistema nerviós en general): plàtans, fruits secs (nous), llegums i cereals integrals.

- A través d'aliments rics en àcids grassos i minerals com el zinc, el calci o el ferro (essencials per al funcionament correcte del sistema nerviós —un dèficit de ferro o baixos nivells de ferritina podrien ser causa de depressió—): peix blau petit, llavors (lli, xia), cloïsses, escopinyes, germen de blat i llegums.

- A través del kudzú o la regalèssia, que ajuden a millorar l'activitat serotoninèrgica.

- A través de la suplementació d'omega-3, es pot reduir l'alliberament de cortisol suprimint la síntesi d'interleuquines-1 (proinflamatòries).* Consulteu sempre l'especialista abans de prendre'n. S'ha vist que el dèficit d'omega-3 en rates les fa tornar més ansioses, empitjora el seu aprenentatge i gestionen pitjor l'estrès,* i en humans ens fa tenir un humor més canviant i extrem.*

- Menjant aliments picants. La capsaïcina que podem trobar al xili, el bitxo, el wasabi o el curri genera un cert dolor o cremor a la boca que fa que el cos alliberi endorfines per equilibrar aquesta sensació, i després sentim plaer.

- Amb un bon sistema digestiu que absorbeixi i metabolitzi correctament tots aquests nutrients.

- Amb probiòtics que estimulin l'enzim triptòfan hidroxilasa: els *Lactobacillus* i els *Bifidobacterium*.

- Rentant-te les dents després de menjar. No et regularà hormones, però cuidarà la teva salut dental i et traurà el gust de la boca i les ganes de seguir menjant.

- *All you need is love:* A través d'una bona i variada vinculació social: conversar, compartir opinions i realitzar activitats amb altres persones ens fa augmentar els nivells d'endorfines. Segons la ginecòloga índia Navneet Magon,* la vinculació social és essencial per a la supervivència, no només perquè afavoreix la reproducció i ens protegeix contra els depredadors, sinó també perquè ens dóna una sensació mental de tranquil·litat i seguretat. Un consell: no serveix qualsevol relació, les persones que et resten més que no t'aporten no serien una bona opció per sentir-te millor.

- Abraçant i fent petons augmentem l'oxitocina.* També, gràcies a relacions sexuals satisfactòries, que ajuden a desconnectar, a relaxar-nos i a alliberar oxitocina (en general, els estudis* diuen que amb una relació a la setmana ja n'hi ha prou per donar-nos un impuls de felicitat, menys aportaria infelicitat o estrès, i més no contribuiria a més felicitat). Això pot desestressar moltes persones, que en general tenen poques ganes de mantenir relacions sexuals, perquè al cap hi tenen altres prioritats i preocupacions i els costa baixar al pla físic i deixar de pensar. En aromateràpia, en aquests casos recomanem la canyella de la Xina i l'ilang-ilang. En fitoteràpia, el safrà i la maca.

- Gràcies a l'humor i el riure* s'activa la central d'error del cervell, en la qual la part lògica i il·lògica «xoquen» i, en detectar-ho, «s'obté» una recompensa que allibera dopamina. A més, el fet de riure'ns de les coses de la vida (a través de monòlegs, per exemple) fa que les relativitzem, no els donem tanta importància i deixen de convertir-se en preocupació, por o tensió. Segur que coneixeu la típica persona que sempre explica les coses dolentes que li passen com si fossin la cosa més graciosa del món. Envolteu-vos d'aquest tipus de persones. Xucleu la seva manera de viure i veure les coses.

- Escoltant música que ens agradi, cantant i ballant. Quan ho fem, es produeixen canvis en el cos relacionats amb l'excitació emocional intensa, canvis de freqüència cardíaca i respiratòria, canvis en el pols i augment d'endorfines. Si, a més, ens sabem la lletra d'una cançó, activem el sistema de recompenses gràcies a la dopamina.[*] La música és molt completa, vaja.

- Aprenent a ser resilients, a superar les coses dolentes que ens passen, veient la part positiva de tot. D'aquesta manera aconseguim treure importància a les coses i tensió corporal. La manera com ens prenguem les coses determinarà com ens afecta l'estrès i com pugen els nivells de cortisol.

- A través de l'exercici físic podem incrementar la producció de norepinefrina (noradrenalina), un químic que pot moderar la resposta del cervell a l'estrès i ajudar a regular la dopamina (i per tant les addiccions),[*] i tenir més endorfines (que ens fan passar més bé el dolor físic i emocional). Estar forts per fora ens fa ser més forts per dins!

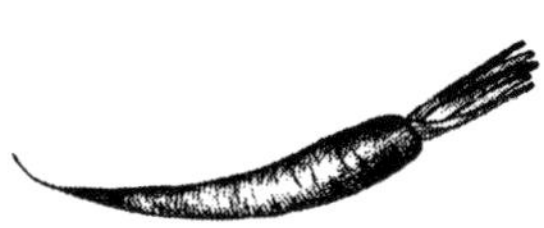

Vols saber la clau dels autònoms i empresaris d'èxit, i feliços?

Organització

Priorització

Delegació

Concentració

Descans

Amor i positivisme

Exercici del gerro per treballar les prioritzacions

Do more of what makes you happy

Segur que recordes moments que t'han generat un somriure intern. Com una pau, una tranquil·litat, una felicitat, una serenor, un equilibri zen... Activitats que fas tu sol i activitats que fas amb altres persones. Cal concretar i no dir coses generals com «passar més temps amb la parella» (més que res perquè a vegades la tiraries per la finestra, oi?). Què és el que t'omple fer amb cada una de les persones que passen per la teva vida? Quines coses fas, quines coses feies abans i ja no fas pels motius que sigui? Quines coses tens pendents de fer o sempre has volgut fer i no has fet mai?

Afegeix les que se t'acudeixin que jo no hagi posat. Aquí tens algunes idees de *hobbies* o activitats amb les quals pots enriquir el teu temps i la teva vida. Marca les que t'agradin, t'omplin o et facin sentir bé. Marca en un altre color les que t'agradaria provar. Fixa't en les que et queden: què passaria si les provessis? Les has provades mai?

Veure una sèrie o una pel·lícula a la tele o *online*

Anar al cine o al teatre

Anar a un museu, exposició o centre d'art

Escoltar música, la ràdio o *podcasts* mentre condueixes, cuines, reculls...

Cantar amb la lletra de la cançó al davant, o a la dutxa

Ballar sol o en un local

Mirar Pinterest i fer àlbums de gustos

Caminar per la natura: camp, bosc, parc, platja...

Sortir a nedar

Llegir un llibre, revista, diari, *ebook*

Regar i cuidar les plantes, tenir un hort

Cuinar i fer receptes noves

Tenir un animal de companyia

Fer figures de ceràmica o fang

Fer mandales, pintar, dibuixar

Fer fusteria, muntar coses, arreglar peces, cosir, fer macramé o polseres

Organitzar coses de casa

Fer àlbums de viatges o de celebracions, *online* o físics

Escriure ficció, les coses que et passen, o poesia...

Anar a un centre d'estètica o perruqueria

Anar a un *flotarium*, un spa, o un balneari

Fer un bany amb sals i olis essencials o espelmes

Fer qualsevol activitat física, inclosa l'escalada o el tir amb arc...

Descobrir un nou bar o restaurant

Ajudar en una ONG o cuidar gent gran o necessitada

Muntar webs o aplicacions, programar

Jugar amb el mòbil, ordinador o consola

Jugar amb els nens

Jugar a jocs de taula

Anar a una classe (sense exàmens que et generin gaire estrès)

Prendre un te en una cafeteria

Mirar llibres en una llibreria o biblioteca

Descobrir pobles nous, viatjar...

Et proposo dibuixar un gerro. Divideix l'interior en peces com les d'un puzle o de porcellana trencada

Vés col·locant en cada una de les peces les coses que t'omplen a la vida.

Aquest gerro ets tu, el que et fa sentir-te ple, feliç, complet, el que fa que no et trenquis. És el que dóna goig a la teva vida.

Està molt ple el teu gerro? Hi ha moltes coses? N'hi ha poques?

Quant de temps dediques a fer a la setmana cada una d'aquestes coses?

Organitza't.

Fes una llista de totes les coses que has de fer o fas al llarg de la setmana.

Una per a les coses de la feina i una altra per a les coses de fora de la feina.

Posa-hi un número segons ordre de prioritat o temps.

Escriu al costat expressions com «no negociable», «flexible», «si tinc temps».

Coses que has de fer regularment a la feina	**Prioritat**	**Comentaris**

COSES QUE HAS DE FER REGULARMENT FORA DE LA FEINA	PRIORITAT	COMENTARIS

Ara que saps tot el que has de fer i el que t'agradaria fer, és hora que t'organitzis el temps.

Distribueix aquestes activitats en el teu calendari o agenda durant la setmana (et recomano que utilitzis un calendari *online* de l'estil Google Calendar, podràs posar-hi feines que es repeteixen i organitzar-te per colors, posar adreces enllaçades a Google Maps, enviar directament un correu a la persona amb qui quedis, entre altres).

VALORA EL TEU TEMPS

Valora el temps que normalment dediques a perdre el temps (veure anuncis o programes a la televisió que no valen la pena, mirar alguna xarxa social molt sovint o massa temps, llegir notícies que només serveixen per fer-te sentir malament, etc.).

Assegura't de tenir temps suficient per anar als llocs sense presses (compta amb temps per a la improvisació i per no haver de sortir sempre corrents als llocs), i deixa temps cada dia per fer alguna de les coses del teu gerro.

Fes cada dia com a mínim una cosa que t'ompli, que formi part del teu gerro (la majoria de la gent no ho fa en tota la setmana). Es tracta de trobar una mica més de temps per a tu, al vespre, al matí o al migdia (fer una mica de ioga, sortir a dinar *healthy* amb algú, fer-te fer un massatge, llegir al solet...), sobretot en dies que seran molt llargs o que no t'omplen ni et fan il·lusió.

Als humans se'ns diferencia de la resta d'animals pel lliure albir, per poder pensar i escollir. No siguis com una ovella i vagis sempre darrere de la resta.

Aprofita millor el temps:

- Vés a comprar només un cop a la setmana a un lloc que et vingui de pas i posa-ho al teu calendari com a inamovible. Intenta apuntar els encàrrecs al calendari, no improvisar sobre la marxa ni saltar-te activitats que t'has compromès a fer per a tu. Si ho fas, estàs tenint molt poc compromís amb tu mateix.

- Quan cuinis, prepara racions més grans i congela tot el que puguis.

- Compra *online*: és fàcil i molt ràpid.

- Utilitza el tren, el metro o el bus (en lloc d'anar en cotxe i menjar-te la mala llet dels conductors i la teva per culpa de les caravanes) per contestar correus, whatsapps o feinetes curtes que puguis fer amb un mòbil o la tauleta mentre escoltes música que et faci sentir bé. O si ho necessites, desconnecta completament i posa't una sèrie o juga. Encara que tinguis 40 anys, per què no?

- Fes llistes del que has de fer i com ho pots fer, i programa't aproximadament quan ho faràs.

Priorització: primer la teva vida, després la feina

Segur que si gestiones més bé el teu temps i t'organitzes bé, et sorprendràs i trobaràs temps per fer més coses de les que creus. Què ens hi juguem? Potser hauràs d'eliminar algunes coses que no t'aporten res (com ara veure anuncis a la televisió), o com a mínim reduir-ne el temps de dedicació. Recorda que la mandra és el teu pitjor enemic, i que si estàs cansat d'estar tot el dia treballant assegut, és perquè potser no has menjat prou o de prou qualitat, o no has descansat mentalment en cap moment del dia, o no has fet alguna cosa que t'ompli, o no has dormit prou o prou bé.

Grava't la frase següent: no vius per treballar, treballes per poder viure millor i, en certa manera, fer alguna cosa amb el teu temps.

La teva vida no és la feina.

Pots viure sense feina.

Si ens posem a pensar-ho molt objectivament, si et quedessis sense feina en un país del primer món, i en el cas que ningú et pogués ajudar i no et quedessin diners, podries accedir als serveis socials i que et donessin un lloc on poder passar les nits i alguna cosa per menjar. Allibera't de la creença que si et quedes sense feina, «et moriràs». No fem res perquè estem cagats de por, tot i que vivim en una societat amb poca incidència de coses que poden anar malament.

En la gestió del temps, un error molt gran és considerar la «desconnexió» com un factor per millorar el rendiment.

La qüestió és que la feina et «desconnecti» (en el bon sentit) del conjunt de pensaments de la resta de la teva vida, no que necessitis desconnectar de la feina per tenir vida.

La feina no ha de ser la bateria de la teva vida, la teva droga, el que et fa tirar cap endavant. Ha de ser una cosa més. Una peça del puzle.

Ja ho sé, que la majoria d'empreses encara segueixen tenint uns horaris amb els quals et fan fitxar i que després, a més, en certes circumstàncies et fan fer hores extres sense cobrar. Les empreses ens tenen agafats pels picarols. Juguen amb la por. La por de perdre una estabilitat, una seguretat que ens aporta una felicitat fictícia.

Que no et tractin com un babau. Tens una edat. Ja no estàs per aguantar certes coses. Has de saber mirar per tu, per la teva salut física, mental i emocional.

Et sona el concepte *ikigai*? S'utilitza en la cultura japonesa ancestral per definir la raó de viure, la raó per aixecar-se al matí. És una raó per gaudir de la vida que requereix una gran recerca en un mateix, profunda i sovint perllongada.

L'*ikigai* seria la zona en què es troben la teva passió, la teva missió, la teva vocació i la teva professió.*

Vaig estar diversos anys molt capficada amb la idea d'ajudar els altres, fins al dia que em vaig adonar que m'estava oblidant de mi.

Va arribar un punt de la meva vida en què només passava consulta i vaig entrar en un bucle de monotonia i apatia. Res no em recarregava, i jo em plantejava si allò que m'havia costat tant d'aconseguir ja no m'agradava. Se m'oblidaven les cares d'alegria de les dones que s'han quedat embarassades després de tants intents, o la felicitat dels pacients que es trobaven molt millor després d'anys de mals de panxa, o les abraçades d'impotència de qui t'explica que ha perdut l'energia i tu li dius què pot fer.

Ara veig que sí, que m'agrada i m'omple i que m'ho passo molt bé passant consulta, però he entès que no puc fer girar tota la meva vida entorn d'això. Una part del meu temps l'he de dedicar a les altres coses que m'omplen, per poder tenir energia per gaudir i donar més de mi als altres.

En professions com la meva, ajudar els altres desgasta molt. Hem de saber posar límits, fins i tot les coses més boniques del món.

Els especialistes en *coaching* nutricional (procés pel qual la persona venç els seus obstacles i adopta una actitud de canvi proactiva envers el seu estil de vida) sempre diem que has d'aprendre a agafar les regnes de la teva vida i fer el que et faci sentir bé (no em cansaré de repetir-ho).

El millor que pots fer és fer el que et vingui de gust. Segurament et passes la vida fent coses pels altres. És clar que hi haurà gent que es queixarà o s'enfadarà, però tret que tinguis nens petits (i en aquest cas tens tot el dret de reclamar, si tens parella, que assumeixi el 50% de les obligacions, i si no, que t'ajudi a pagar algú que ho faci), poden viure sense tu.

Si fas atenció al que et diu tothom, et sacsejaran d'un costat a l'altre i no podràs trobar mai el teu centre. Quan et sents centrat és més difícil que et sacsegin o t'empenyin, i no t'afectaran tant les opinions dels altres.

Quins són els teus drets a la teva vida? Tens dret de tenir temps lliure? Què és important per a tu? Què hauria de ser prioritari en lloc del que estàs prioritzant ara? Quant de temps dediques a fer el que t'agrada? Estàs content amb la teva professió? Com et sents al llarg del dia? Sols tenir gairebé sempre la mateixa sensació?

Una vegada, una oient d'una conferència em va preguntar: «Neus, què fas o què prens per ser feliç?», i li vaig respondre: «Prenc decisions».

Prendre decisions és el que et permetrà tirar endavant, avançar, prioritzar, distingir entre el que vols fer i el que no, posar límits.

Totes les decisions que no prenguis tu, en algun moment algú les prendrà per tu.

DELEGA

En general, costa donar la responsabilitat de la nostra feina a algú, perquè creiem que més bé que nosaltres no ho farà. És important aprendre a acceptar que potser no podem fer-ho tot, i que encara que l'altre ho faci una mica diferent, és possible que també funcioni. A més, potser hi ha algú que et pot ajudar amb alguna cosa en la qual està especialitzat.

Hi ha moments de la vida en què demanar a algú que ens ajudi és la millor decisió que podem fer per créixer professionalment i per no petar personalment.

Hi ha moltes persones formant-se que es barallen per trobar pràctiques atractives. Busca i ofereix el que necessites en centres de formació, instituts, universitats i ajuntaments, segur que trobes gent que et pot donar un gran cop de mà.

AJUDA A LA TEVA CONCENTRACIÓ I CREATIVITAT

- L'èxit no rau a treballar més hores sinó millor: més motivat, descansat i concentrat. No cal treballar vuit hores, potser amb cinc ja tens tota la feina feta si et trobes animat i et poses en un espai còmode i sense distraccions.

- No et recomano que treballis davant de l'ordinador a casa ni en un bar. Són els llocs on tindràs més distraccions i més facilitat per agafar menjar. I si no pots, treu del teu abast tot allò que sigui greixós o ric en sucres (som de carn dèbil i en moments de flaquesa sempre els prioritzarem). Però ni se t'acudeixi treballar en el mateix espai on dorms! Energèticament no estaràs per treballar. I si vas a un bar o una cafeteria, intenta que sigui un lloc molt tranquil i *healthy*.

- Intenta que el teu espai de treball tingui llum natural,

doni cap a la natura o tingui tons verds (això ajuda a potenciar la creativitat).

- La cadira i la taula han de ser ben còmodes. Els peus han de tocar plans a terra, i els genolls i els colzes han de formar un angle de 90°.

- La pantalla de l'ordinador ha d'estar a uns 60 cm aproximadament i no estar a la mateixa altura dels ulls, sinó una mica més baixa i si pot ser inclinada. No treballis a les fosques davant l'ordinador.

- Si pots, posa't a treballar en el moment del dia que saps que et concentres més (potser et forces a treballar a les 9 del matí quan la teva hora d'«inspiració» són les 7 de la tarda o les 12 de la nit).

- Tingues gotes humectants per als ulls a prop de l'ordinador per posar-te'n un o dos cops al dia, i quan te'n recordis, parpelleja uns quants cops. No només és necessari per a la salut ocular, sinó també per evitar mals de cap, tensió i fatiga.

- Descansa cada dues o tres hores: beu aigua, aixeca't, surt i parla amb algú uns quinze minuts. Quan fa moltes hores que treballo i veig que no avanço, que estic bloquejada o que em despisto molt, baixo al carrer i faig un parell de voltes perquè em toquin l'aire i el sol i torno a pujar. Els autònoms ens solem queixar bastant, perquè realment és molt dur, però jo faria el que fos per mantenir-me com a autònoma i no tornar a tenir un sou fix cada mes i poder preparar la feina on em doni la gana i adaptar els meus horaris a les meves necessitats.

- No t'empatxis abans de posar-te a treballar de nou, perquè si no, de les 15 h a les 17 h seran «les hores de la mort» i et costarà molt concentrar-te.

- Per concentrar-te millor, utilitza oli essencial de romaní* en difusor o a la part interior del canell. També el pots combinar o alternar amb oli essencial de llimona o de llorer.

- També pots fer-te una infusió de romaní.
- Medita uns minuts abans de posar-te a treballar. T'ajudarà a situar-te en el que has de fer i a prestar-hi més atenció.
- Agafa llibreta i llapis i equilibra la teva part mental amb la creativa fent esquemes, dibuixos o pluges d'idees de paraules relacionades. La imaginació s'utilitza amb fins terapèutics des dels temps d'Aristòtil.
- Ajuda't amb música suau (*chill out*, clàssica, bossa nova...) o sons de la natura.
- Deixa el mòbil ben lluny.
- Quan et vinguin pensaments d'altres coses, tingues a mà un *post-it*, apunta-ho i torna't a centrar.

DESCANSA BÉ

A vegades ens hem d'avorrir per poder continuar, ens cal descansar per poder rendir més.*

Parar i descansar, més enllà de dormir i desconnectar, també és important per rendir millor.* Però descansar sense caure en la mandra. Si el nostre dia a dia és prou actiu, descansar al sofà al migdia, fer una becaina o estirar-nos una estona no vol dir ser mandrosos. També podem fer una volta pel barri on tenim la feina després de dinar (descans mental) o bé seure al sofà d'un hotel per prendre un te si portes tot el dia amunt i avall (descans físic i mental), o bé passar un dia sencer estirat al sofà. Fes el que necessitis.

Descansar mentalment (desconnectar) ens fa relativitzar la importància de les coses, veure-les més objectivament i descarregar tota la tensió i el mal rotllo que hem anat acumulant al llarg del dia, i ens ajuda a recarregar-nos d'energia positiva i tranquil·la, tot tornant a la nostra essència.

¿No t'ha passat mai que tens una discussió amb la teva parella, te'n vas a fer qualsevol cosa un parell d'hores i quan tornes aquella discussió ja no té tanta importància? Doncs amb tot passa el mateix (fins i tot amb l'ansietat cap al menjar). Airejar el cap va bé per no preocupar-nos tant i fer les coses d'una manera més fluida i lúdica.

Consells en cas de mals de cap, mals d'esquena i mals de panxa per culpa de l'estrès:

- Exercici físic.
- Caminar i oxigenar-nos: sortir a fer un volt per la natura, prendre l'aire, mirar amunt i lluny (per calmar la vista, centrada tot el dia en pantalles o en poca distància).

- Obertura de cos i ànima: mobilitzacions i rotacions a través del ioga, el pilates o la dansa, cantar i cridar (ens fa moure la musculatura de la mandíbula i les vibracions al cap ens relaxen).
- A través del ioga o la meditació també podem practicar respiracions profundes diafragmàtiques (movent la panxa). Així les nostres neurones estomacals produeixen benzodiazepines, les molècules que fem servir com a ansiolítics per relaxar-nos, induir el son i descontracturar els músculs.
- Fer-nos massatges i automassatges a la zona abdominal (en el sentit de les agulles del rellotge o en el sentit del còlon, que seria com si la mà dreta pugés i la mà esquerra baixés pels laterals de la panxa, formant un gran quadrat sota les costelles) amb oli d'ametlles barrejat amb dues o tres gotes d'oli essencial de lavanda o de gaultèria o de flor de taronger, o amb un ungüent que porti àrnica i harpagòfit, o amb un cataplasma d'argila verda i cúrcuma.

- Prendre infusions d'anís estrellat, fonoll, farigola, sàlvia i/o menta que hagis deixat macerar durant cinc minuts.

- Posar oli essencial de lavanda o flor de taronger en un difusor (elèctric o de ceràmica), o barrejat amb oli d'ametlles, per repartir-te'l per tot el cos (sobretot canells, lumbars, panxa i zona nasal).

- En aromateràpia, per as mals de cap es recomana posar menta i alfàbrega en difusor.

- En el cas de mals de panxa o panxa inflada per gasos, es recomana prendre una o dues gotes d'oli essencial d'orenga i/o marduix (que siguin comestibles) en una cullerada d'oli de coco durant uns dies o setmanes.

- Prendre un got de caldo, un got de llet eco o una beguda vegetal calenta, un suc de poma amb kudzú (si no hi ha estrenyiment) o un got d'aigua calenta amb unes gotes de llimona (si no hi ha diarrea). Equilibren la funció muscular de l'estómac, la vesícula i l'intestí.

Al web trobaràs diferents tècniques per relaxar-te i descontracturar-te en uns minuts.

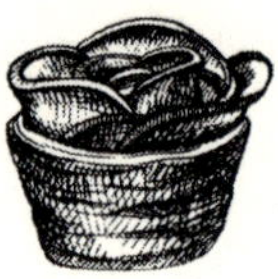

Mode zen on

Si hi ha mal a les articulacions o els músculs, normalment es recomana prendre un antiinflamatori natural, com l'extracte de curcumina (el principi actiu de la cúrcuma en comprimits), l'harpagòfit, l'MSM (metilsulfonilmetà) o l'omega-3 (DHA).

Si per l'edat, obesitat, laxitud de les articulacions o sedentarisme hi ha un desgast en les articulacions, es recomana prendre col·lagen, magnesi, condroïtina, glucosamina i àcid hialurònic, i fer exercici que les reforci.

Recordeu, però, preguntar a un especialista si en el vostre cas en podeu prendre.

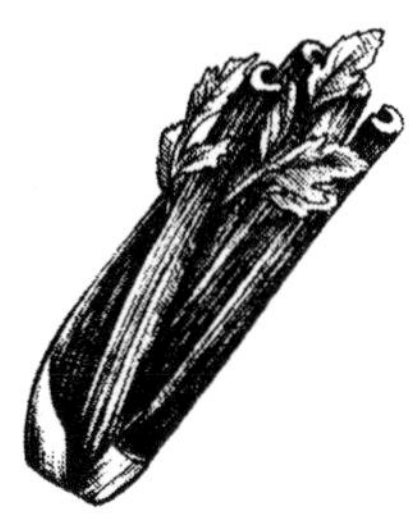

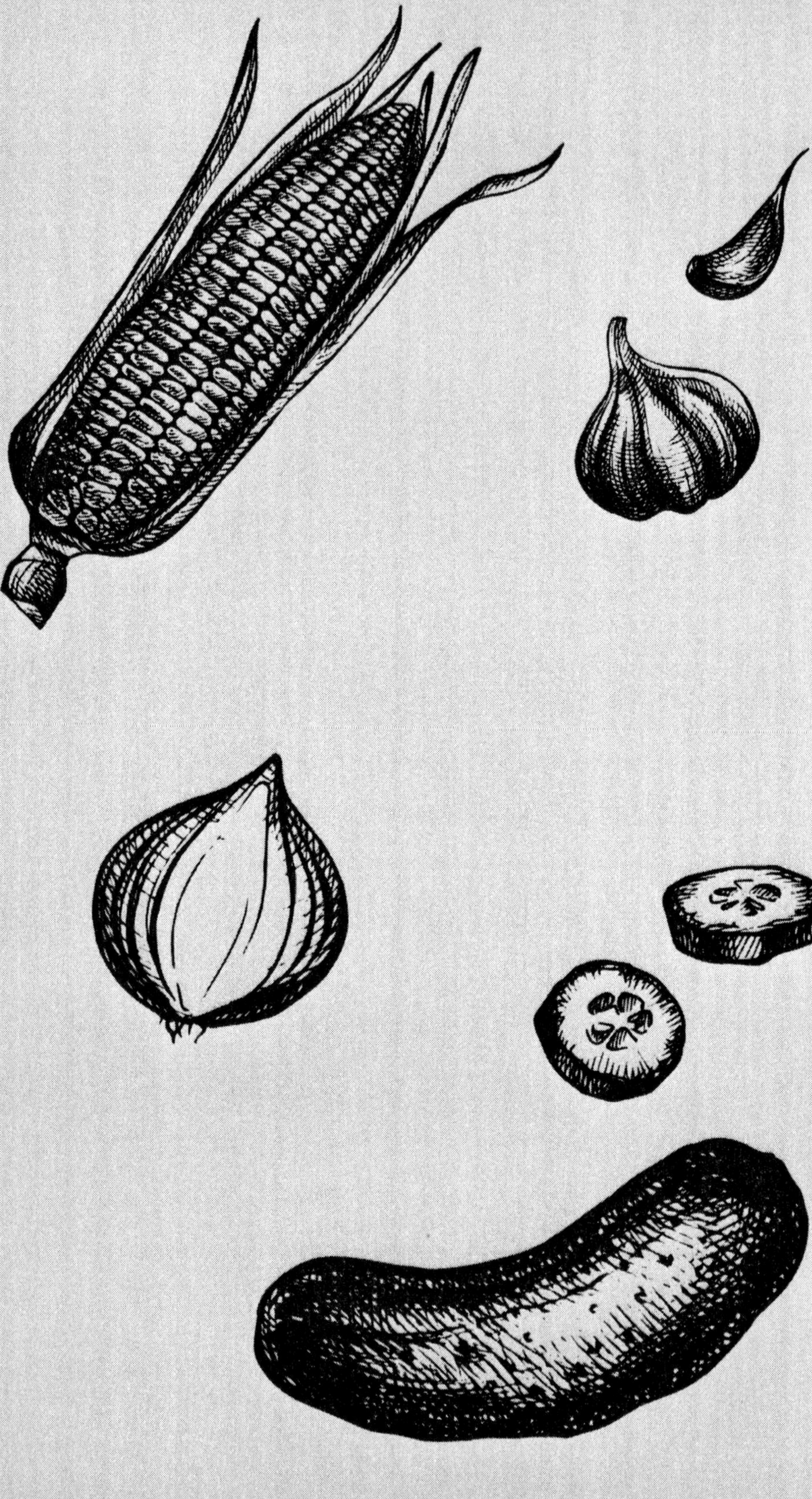

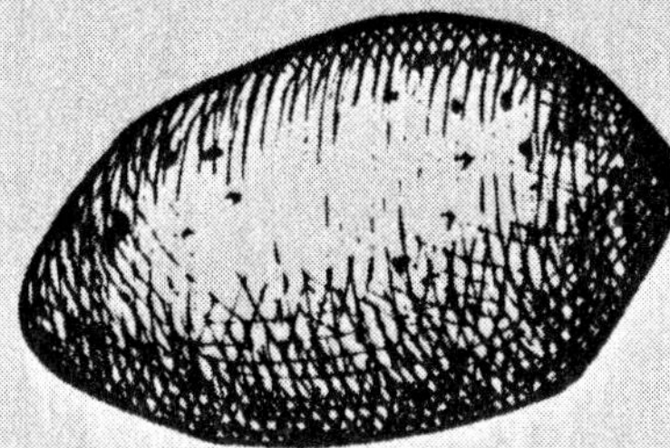

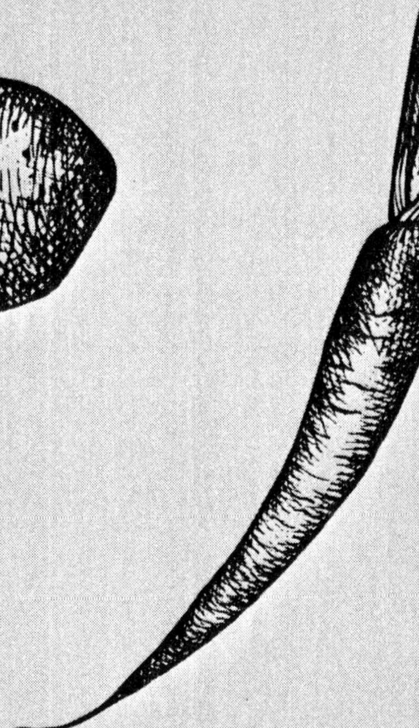

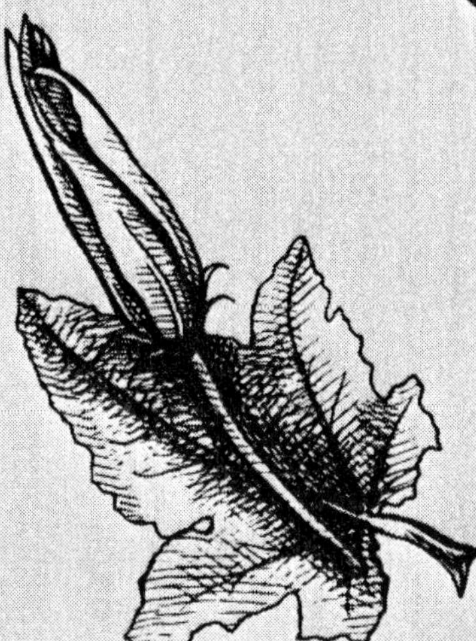

Els hàbits de la felicitat

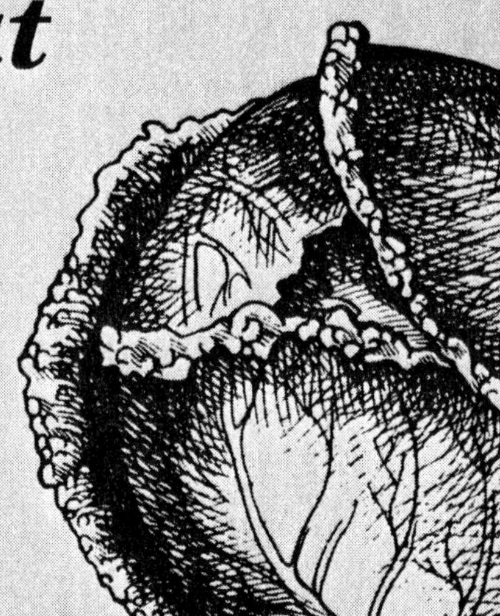

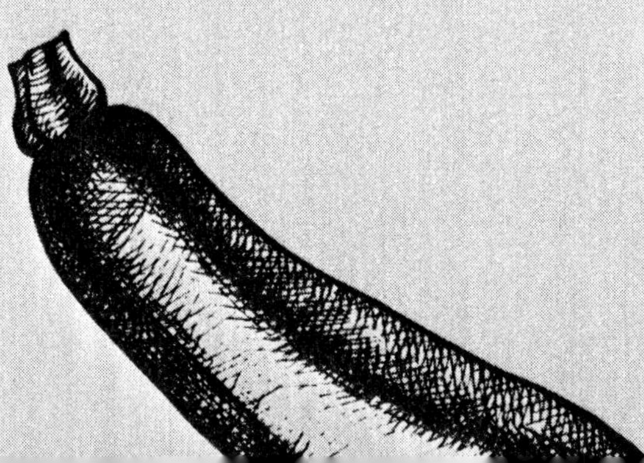

Trucs per llevar-se més bé al matí

Wake up like it's your first day

Ets d'aquells que quan els sona el despertador només tenen pensaments dolents? T'entenc. Com ens hem de llevar per començar el dia amb bon peu?

Quan somiem estem en un altre món, fent coses diferents, i això ens treu de la monotonia. És realment entretingut i «addictiu», per això moltes vegades ens fa mandra aixecar-nos i tornar a la rutina.

Hi ha persones a qui els va millor aixecar-se de cop sense pensar, en lloc d'endarrerir el despertador durant una hora i anar tenint els mateixos pensaments cada cinc o quinze minuts que va sonant.

No podem començar cada dia enfadats com si fóssim Shrek a la primera pel·lícula. Aquests pensaments marquen la resta del dia, i marcaran la teva vida.

Què podem fer per millorar el nostre despertar?

- Fer o pensar en alguna cosa de bon matí que faci venir ganes de viure. A mi em funciona molt posar-me la meva música preferida ben forta. M'aixeco com les rates del flautista d'Hamelín, de debò.

- Osho (no és el creador d'una botiga de roba interior, no, és un filòsof i místic hindú) recomana posar-se a riure abans d'obrir els ulls en despertar. És tot un treball mental, però ell és un dels místics indis més famosos, i ho recomana molt.

- Donar-nos missatges motivadors cada matí:
  - Enganxa al sostre un collage amb fotos o frases del que vols aconseguir o del que t'agrada del teu dia a dia.
  - Deixa't un recordatori al mòbil amb el que més t'agrada a la vida, i així comença amb bon rotllo.
  - Practica com un mantra cada matí un pensament com aquest: «Bon dia, Pepito! (substitueix Pepito pel teu nom) vinga, som-hi, que segur que avui la vida et té programada alguna cosa molt xula».
  - Pensa en el que et fa més il·lusió del dia (aniràs de compres?, aniràs a veure els amics?, a l'spa?, a veure el futbol?, a la muntanya?).
- No trenquis els cicles de son d'una hora i mitja. Intenta calcular quan sols tardar a quedar-te adormit i els cicles de son que faràs en total, per posar-te el despertador a una hora en concret (hi ha aplicacions de mòbil molt útils que t'ho calculen).

- Canvia el so del teu despertador (i no estiguis més d'un mes amb el mateix!). Si no vols acabar odiant la majoria de cançons i sons del món, canvia'l. T'ajudarà aixecar-te amb sons diferents de la natura (ocells, cascades, onades, cavalls...). És molt més tranquil i positiu que unes campanes sonant al costat de l'orella.
- Beu aigua com més aviat millor. És un senyal que dónes al cos (sobretot al sistema digestiu) que pot començar a despertar-se, i així potser t'animes tu també. Comprar un joc d'ampolla i got que t'agradin per a la tauleta de nit pot ser una ajuda per fer-ho.
- Estirar el cos abans de sortir del llit:
  - Estira braços i cames.
  - Porta els genolls al pit, obre els braços en creu i acompanya les cames cap a un costat i cap a l'altre, deixant reposar a cada costat un parell de respiracions per fer una bona rotació d'esquena.
  - En aixecar-te, belluga una mica canells, turmells i coll.

- Intenta descansar bé. Procura tenir un llit còmode i en bon estat, amb un coixí adaptat a tu, amb una roba que no et faci passar molta calor ni molt de fred, en una habitació que tingui ventilació (no tanquis la porta), que puguis respirar bé i no se't ressequin les mucoses nasals (potser et cal un humidificador, o bé utilitza esprai nasal d'aigua de mar abans d'anar a dormir).

- Deixa que el sol et desperti. T'ajudarà a activar-te i regularà el teu cicle circadiari. Intenta no abaixar del tot la persiana o fer servir despertadors solars que simulin l'entrada ascendent del sol a l'hora que tu marquis (el cervell i el cos estan adaptats al senyal de l'alba; quan anem amb uns horaris canviats al ritme del sol, tenim més tendència a la «depressió estacional»* i fins i tot a patir més trastorns menstruals).*

- El millor que pots fer és obrir la finestra i agafar una bona alenada d'aire fresc per «revitalitzar-te» una mica els pulmons, que han estat hores consumint el mateix tipus d'aire estancat.

- Per dormir millor, deixa el mòbil fora. No et posis a llegir correus o notícies al llit, t'estressaràs de bon matí, i no és el que volem.

- Si quan et despertes encara no és de dia, encén el llum i posa't música o la ràdio per començar de forma animada.

- Decora casa teva amb colors vius que t'aportin una mica d'alegria (groc, taronja...). Pots anar posant i canviant alguna infografia, il·lustració o frase motivadora pel passadís o el lavabo per anar-te autoanimant.

- Pots donar-te carinyo abans de sortir de casa i activar els teus nivells d'oxitocina. Si vius sol i no tens mascota, tingues temps per regalar-te una infusió, fer uns exercicis de ioga amb els rajos de sol sobre teu, esmorzar tranquil·lament a la terrassa amb dues plantes, escoltar quatre bajanades a la ràdio... el que sigui que et faci sentir bé.

- No t'aixequis amb el temps massa just. Començar el dia hiperestressat perquè no has agafat l'esmorzar o no has tingut temps d'arreglar-te és el pitjor que pots fer per tu de bon matí.
- Esmorza bé, ja ho saps. Esmorza amb amor i que sigui bo.
- Activa't: dutxa't, fes-te un massatge facial abans d'arreglar-te, vés caminant a la feina o practica esport.
- Deixa de combatre la creença que si no ens llevem d'hora no som persones de profit. Potser tu necessites aixecar-te més tard, entre les 8 i les 9, i rendeixes igual que qualsevol altra persona, perquè aprofites el temps més tard. Si la teva feina t'ho permet (recorda que l'esculls tu), deixa de lluitar contra això; quan ho facis, hi haurà alguna cosa dins teu que deixarà d'estar tan estressada.

Trucs per augmentar l'energia

Energy booster power

Quan estem en aquest punt de monotonia, mandra o apatia, és normal que el cos ens demani aliments energètics, salats i hidrats o dolços:*

- Els aliments salats fan pujar la tensió, en certa manera ens «activen». Però hi ha aliments salats més saludables que d'altres (un trosset de pernil o unes anxoves, per exemple).

- Els hidrats de carboni contenen glucosa necessària per absorbir triptòfan i produir serotonina. Ara entens que et vingui de gust una pizza o un plat de pasta al vespre després d'un dia dur a la feina? La qüestió és donar al cos la millor versió de l'aliment, i en preparar-lo davant d'aquestes situacions, amb un bon esmorzar, una bona relaxació anterior i una bona visualització i actitud cap al dia.

Aliments antifatiga: fajol, aranja, dàtils i cacau pur

A partir d'aquí, hi ha certs exercicis que en lloc de restar-nos energia ens n'aporten. Els vols conèixer? En el ioga s'utilitzen per connectar amb el cos i la pròpia essència, i per posar més força en la pràctica.

- Respiracions de foc de ioga.
- El *clapping*: donar-se copets a l'esquena, els braços i les cames.
- Fer-se massatges a la cara (front, galtes, sota la llengua...).
- Remullar-se els canells i el coll amb aigua freda.
- Dutxar-se amb un toc d'aigua freda o amb un raspallat en sec abans (raspall especial).
- Et proposo un seguit d'exercicis de pilates amb què m'he quedat després de tants anys fent classes. T'animes a fer pujar les pulsacions, cremar calories i activar-te mentre et cuides? Visita la pàgina web.
- Si tens tendència a tenir la pressió baixa, segur que notaràs que et costa tirar endavant durant el dia. En aquest, cas t'anirà molt bé la regalèssia. Si no t'agrada el seu gust, prova-la en infusió barrejada amb altres herbes o espècies.
- Cafè *versus* alternatives. No recomano ni cafè ni excitants quan hi ha estrès.* El cafè afavoreix la producció de norepinefrina, una hormona que accelera el ritme cardíac

i la pressió sanguínia. Si no hi ha estrès o tenim la tensió baixa, el cafè és saludable.* Però hi ha altres aliments saludables que també et poden donar una empenteta:

- La maca (en pols o comprimits): és una arrel del Perú i Bolívia que afavoreix el rendiment físic.
- L'espirulina (en pols o comprimits): és una alga xinesa d'aigua dolça considerada com un multivitamínic natural.
- El pol·len (en grànuls) és un producte resultant de les abelles, i és ric en proteïnes vegetals.
- El cacau pur (en pols o rajoles) és ric en triptòfan, teobromina (d'aquí que sigui energètic) i molt ric en antioxidants.
- La xicoira és rica en inulina i fructooligosacàrids; és menjar de cinc estrelles per a la nostra microbiota.

- De suplements hi ha també els adaptògens: plantes que t'ajuden a adaptar-te al requeriment psicològic o físic que tinguis durant una temporada. Ho són l'ashwagandha (o bufera somnífera), l'eleuterococ i la rodiola. Els trobaràs en comprimits en herbolaris. Consulta, però, a un especialista si en pots prendre i si et poden anar bé en el teu cas.
- En aromateràpia recomanem en casos d'astènia física la ravensara i la menta piperita, que et pots posar a la pell o en difusor.
- Segons la cromoteràpia,* certs colors tenen un efecte beneficiós sobre la ment. Vestir-se amb una peça taronja o vermella, o pintar-se els llavis amb algun d'aquests colors, et farà sentir fort per afrontar el que necessitis.

Coneixes el famós estudi que deia que la venda de pintallavis vermells es va disparar en època de crisi? I és que l'ús de pintallavis vermells es relacionava amb més seguretat i poder o amb la capacitat d'afrontar situacions difícils amb força.*

▶ A vegades ens falta energia física perquè la tenim tota centrada en la part mental (ens passa sobretot a les persones que donem moltes voltes a les coses, el nostre pensament ens satura o ens preocupem massa). Si treballem el txakra «arrel» ens sentirem amb els peus a terra, centrats i amb vitalitat en el pla físic, amb seguretat i fermesa per encarar la vida. Aquest txakra es bloqueja per les pors. Per estimular-lo i equilibrar-lo podem:

▌**A.** Fer-nos petits massatges a la cara interior del taló.

▌**B.** Posa't dret i descalça't. Obre una mica les cames, separa els dits dels peus, tanca els ulls i centra't a sentir el contacte amb el terra, i a imaginar-te com una energia de color vermell puja des de la terra, entrant des de les extremitats fins al cap. Et pot ajudar si acompanyes el moviment ajupint-te i aixecant-te, i amb les mans, des dels peus fins al cel.

▌**C.** Practicar la postura de gatzoneta o malasana en ioga amb els peus plans (pots practicar-ho posant-hi un caixonet per recolzar-hi el cul, si no et surt).

▌**D.** Jo m'he tatuat a les costelles «Think less, feel more» com un mantra per anar recordant i ajudar-me a repartir més l'energia entre el pla físic i el mental.

Trucs per dormir millor

Sleep better than a baby

En els últims anys s'ha vist que durant la nit no només descansem i regenerem els músculs, la pell i el sistema immunitari —per això és tan important dormir quan estem malalts—, sinó que les nostres neurones «s'encongeixen» perquè el sistema limfàtic (la via de neteja de deixalles del sistema nerviós central, SNC) pugui anar netejant els residus cel·lulars.* Moltes malalties neurodegeneratives sorgeixen de l'acumulació d'excés de toxines que «asfixien» la xarxa de neurones.

Dormir, doncs, és important també per als nostres pensaments i emocions.

- Pinta l'habitació on dorms de color blau o posa-hi elements decoratius blaus. Vestir-te de blau els dies que estiguis molt nerviós també et pot anar molt bé.
- Busca que l'habitació sigui un espai sense soroll. En el cas que no sigui possible, aconsegueix uns taps còmodes i macos per a les orelles.
- No practiquis esport abans de sopar, tret que a tu et relaxi.
- No t'aconsello el típic got de llet amb xocolata en pols. La xocolata en pols convencional porta un 80% de sucre (i de mala qualitat), i el cacau, tot i que conté triptòfan, també conté teobromina (substància certament estimulant).

- Elimina el cafè, l'alcohol i el tabac, ja que tenen efectes excitants sobre el cos, segons el National Institute of Mental Health Epidemiologic Catchment Area Study.*

- Per sopar evita els aliments crus (amanides i fruites). Si tens digestions delicades, els llegums, la carn i l'alcohol faran que la teva digestió sigui més llarga i que no descansis tan bé. Estem condicionats pel cicle circadiari (pel dia i la nit). Durant el dia tenim més serotonina, i durant la nit, més melatonina. Això vol dir que païm millor i metabolitzem millor el menjar quan és de dia que de nit (d'aquí que sempre diguem que és millor sopar com més aviat millor, perquè a més estirats no ajudem gaire la digestió).

- Certs aliments et poden ajudar a relaxar-te: pren alguna cosa de proteïna de digestió fàcil (peix o ous) que contingui aminoàcids, com ara el triptòfan, o caldo d'ossos, que a més d'ajudar a mantenir una mucosa intestinal impermeable conté glicina, que podria tenir certs efectes calmants. És també important per als nens, perquè la proteïna ajuda a estimular les hormones del creixement. La fulla verda també et pot anar bé pel seu contingut en magnesi. I si digereixes de pressa i se't posen bé per postres, les cireres són riques en melatonina. Si no, també pots aixafar unes llavors de carbassa o prendre un got de beguda de civada amb canyella.

- Com a suplement es recomana la melatonina en càpsules o gotes dues hores abans d'anar a dormir, perquè ajuda a regular el cicle circadiari del cos, sobretot si viatges.

- Certes plantes relaxants també et poden ajudar en extracte (gotes o càpsules): tarongina, arç blanc, melissa, passionera, valeriana, til·la, sàlvia. Pren-te-les seguint les instruccions, unes dues hores abans d'anar a dormir.

- Posa't oli essencial de lavanda als canells o barrejat en oli d'ametlles per repartir-te'l com si fos una crema hidratant, per enviar missatges de relaxació al teu cos.*

▶ Dutxa't o pren un bany calent amb sal o sals de magnesi (en trobaràs als herbolaris). Has provat alguna vegada una piscina de sal d'aquestes que flotes tant? És entrar i relaxar-te en pocs segons. L'aigua amb sal no només ens relaxa, també ens ajuda a depurar l'organisme i tractar problemes articulars, i el magnesi recupera i relaxa encara més.[*]

▶ Si no et pots banyar, agafa una tovallola i mulla-la amb aigua calenta, escorre-la i passa-te-la una mica pel cos. Relaxa molt.

▶ Posa't música relaxant,[*] música clàssica (prova *Lullaby* de Brahms o les *Suites per a violoncel* de Bach), música *new age* o jazz de fons. També es parla de sons binaurals per posar de fons i dormir més profundament.

▶ Acaba el dia recordant tot el que t'ha passat de bo (ho pots apuntar en una llibreta especial si vols, és la millor biografia que podràs fer mai, tot fent respiracions conscients o meditació).

▶ Els professionals de la salut[*] som molt pesats amb el tema d'eliminar de la vista les pantalles a l'hora d'anar a dormir, ho sé, però si et costa dormir, simplement prova de deixar-ho unes setmanes. Intenta-ho. Segurament has provat de tot, però no ho has provat tot alhora. Distreu-te amb una altra cosa que no t'activi massa els ulls: tingues un parell de llibres a la tauleta de nit, o distreu-te fent una polsera de fils, per exemple.

▶ Busca un carregador que t'agradi per al teu mòbil i endolla'l al bany o al menjador, que descansi allà, ben lluny del teu cap.

▶ Intenta adormir-te de costat, així facilitaràs la neteja del cervell per part del sistema limfàtic, a banda de facilitar la respiració i la digestió.

La natura, un focus d'equilibri

No wifi needed

Escrivint aquest llibre m'he tornat a trobar a mi mateixa. He descobert què és el que realment necessito, què és el que he d'evitar i què és el que em fa sentir bé. Gràcies a uns dies de retir en un hotel al bosc, he descobert que el que em faltava a la vida era més natura. He trobat una gran pau interior, dintre meu i a la meva ment, m'ha canviat el to de veu, agraeixo més les coses a la gent, aprecio tot el que m'envolta, no m'enfado tant ni em molesten les coses... i això només connectant-me més amb la natura. L'equilibri que em dóna la natura és sobrenatural.

Sabies que parar-se a mirar els núvols* és molt més que relaxant? És una manera de meditar i escoltar-te.

La lluna, les estrelles, el sol, els boscos, els mars, els rius, els llacs, les cascades, els camins, la selva, el desert, els horts, els jardins, els parcs, la terra, la sorra, les pedres, els arbres, les fulles, les flors, els animals que hi habiten… La natura és d'on venim, és la nostra llar, i ens passem la vida separats d'ella.

La mare Terra té una connexió amb nosaltres, anterior als nostres pares. És la mare de la nostra espècie, i això està en els nostres gens, ho portem dins de cadascun de nosaltres. La natura és bella, és poesia, té un so, una simfonia especial. Apropa-t'hi més, descobreix-la, viu-la més.

Et recordes observant l'oceà o les muntanyes nevades en algun moment de la teva vida i oblidar per uns segons tota la resta?

Tenim les platges sobrevalorades. Hi ha natura més enllà del so i la calma d'estar davant d'unes onades trencant a la sorra. Prova de connectar-te amb nous llocs i noves maneres d'estar en contacte amb la natura.

No t'estic demanant que abracis els arbres que et trobis pel camí (si et pica la curiositat, fes-ho durant una estona, a algunes persones els genera una connexió molt especial; ets tu, una d'aquestes persones?), sinó escapar-te més de la ciutat, i porta a la ciutat tota la natura que puguis.

Et proposo que t'hi fixis més, això t'ajudarà a reconnectar amb el que és veritablement important i et servirà de focus per a l'equilibri. Et donarà pau (i és gratis).

Prova de tenir contacte amb la natura fora d'un camí per a «pixapins». Fica't al bosc, al camp, seu, mira, observa, sent.

You will never have enough of nature

Exercici:

Posa't una cançó relaxant (segur que tens al cap de quin tipus t'agrada). Recordes com vola un ocell? La seva elegància? Com es posa a volar una papallona? El verd de la gespa i les fulles després de la pluja?

La propera vegada que hi estiguis al davant, atura't i aprecia'ls, observa cada detall darrere de coses que tenim més a prop del que pensem. Això et farà baixar al planeta Terra, et desconnectarà, et relaxarà, t'omplirà d'una mica més d'amor i t'ajudarà a relativitzar-ho tot.

La propera vegada que estiguis a la natura, descalça't i camina una mica sense sabates.

Prova també de caminar descalç més sovint: t'acosta més «a la terra» (sentir ens fa pensar menys) i beneficia la musculatura del peu, cosa que fa que tinguis més equilibri, estiguis més relaxat, tinguis un exfoliant natural, alineïs les articulacions i afavoreixis la circulació sanguínia.

El sol, d'altra banda, no només ens agrada perquè ens genera un color de pell que afavoreix molt, sinó perquè ens omple de vida (és la principal font energètica del planeta) i ajuda el nostre cos a sintetitzar la vitamina D. El dèficit de vitamina D està associat amb problemes d'immunitat, d'hormones, d'ossos, depressió i esquizofrènia.*

La importància de l'exercici físic

La composició corporal que tenim actualment a nivell muscular és la pitjor de tota la història de la humanitat. Estem dissenyats per ser actius i perquè els nostres músculs estiguin més desenvolupats (en comparació amb els que tenim la majoria) d'una forma integral i funcional; és a dir, no per fer moviments de bíceps amb més pes, sinó per utilitzar cadenes de musculatura alhora per fer moviments naturals.

El sedentarisme fa que el cos t'envïi algun senyal que li falta alguna cosa: avorriment, mals d'esquena, mals de cap d'estar tot el dia tancat, problemes respiratoris, dolors articulars, degeneració òssia... Quant t'esperaràs per fer-li cas?

Fer menys de quatre cops d'activitat física a la setmana genera un deteriorament i envelliment del cos, un mal funcionament del metabolisme del que mengem, i ens fa sentir més lents, més cansats, estar menys concentrats i més tristos.*

Res en aquesta vida és tan segur com que la resta dels teus dies l'únic que t'acompanyarà serà el teu cos. Tracta'l com si fos un temple, no com si fos un niu d'abelles al teu jardí.

Fes exercici com a alliberament, no com a obligació. Entrenar-te et permet treure la millor part de tu. Mostrar-te que sempre pots avançar, però també que ets humà.

El patiment esportiu existeix, sí. No podem aconseguir cap resultat esportiu sense esforç físic. Aquest esforç, però, pot ser que gairebé ni el notis, si el que fas t'agrada, et fa il·lusió i t'apassiona, i si ho fas de manera progressiva. Tenir cruiximents és un senyal que estàs treballant, però si no et pots moure en tres dies, vol dir que t'has passat i estàs més a prop de la lesió que de la salut.

Si corres, per exemple, no vulguis forçar-te a córrer massa temps o massa de pressa, hi haurà dies que el teu cos no voldrà fer-ho. Corre el que et vingui de gust, intentant millorar però sense forçar (li pots generar estrès físic). Has de saber trobar el teu límit.

L'exercici regular (no funciona fer esport cada dia durant dues setmanes i després no fer res en dos mesos) s'ha vist que influeix en la nostra energia i ganes de fer coses, i en el caràcter i l'actitud cap a la vida i el que ens passa.

L'exercici regular modula (equilibra) el nostre sistema nerviós, ens ajuda a dormir millor* i és útil per prevenir i tractar més de quaranta malalties cròniques.*

Quan estem estressats no hem de deixar de fer exercici, és quan ho necessitem més!

Hi ha molta gent que diu que no li agrada cap activitat física. Amb tota la sinceritat i afecte del món, crec que no han tingut l'oportunitat de trobar l'activitat adequada ni el lloc adequat. Tots tenim alguna activitat esperant que la trobem. Hi haurà gent a qui els costarà més que a d'altres posar-se a fer exercici i mantenir una rutina, però no podem negar el que genera en el nostre cos, i això ens ho fa sentir a tots.

TIPUS D'ACTIVITATS FÍSIQUES (PER IDEES NO QUEDARÀ!)

Per molt que estigui de moda córrer o jugar a pàdel, si no t'agrada, no t'agrada (mira que ho he intentat cops, però córrer, si no és per muntanya, m'és moooooolt avorrit). Vés provant diferents tipus d'exercici, la qüestió és moure's!

You don't need pills, you need exercise

Escolta't el cos, potser hi ha èpoques que deixa d'agradar-te una activitat i et sorprens a tu mateix. No passa res. Vés provant fins que trobis el que faci sentir bé al teu cos.

- Caminar (veure aparadors, anar al centre i tornar, fer voltes pel parc amb música, per la muntanya, per la platja, treure a passejar el gos...).
- Córrer per ciutat, per muntanya, fer atletisme.
- Fer el *trote cochinero*, sèries d'esprints o tècniques de córrer, jugar a atrapar o al hula-hop, saltar en un llit elàstic amb els fills, nebots o nens d'amics, etc.
- Bicicleta estàtica, *spinning*, sortir amb bici o anar i tornar als llocs amb bici.
- Sortir a fer un passeig a cavall, equitació.

- El·líptica i màquina de pujar escales, entre altres.
- Patinar amb patins, monopatí, patinet, patins sobre gel.
- Fer circuits al carrer o al gimnàs amb exercicis de salts, corda, TRX, HIIT...
- Classes de tonificació, pilates, ioga dinàmic, aeroioga, abdominals, *fitballs*…
- Classes de ball en escola de dansa o gimnàs, inclosa la zumba, els steps, el poledance, el balletfit i l'aeròbic.
- Arts marcials, boxa, *cardioboxing*, *aeroboxing*, *kick-boxing*, *bokwa*.
- Esports d'equip (la vergonya que es quedi a casa, gràcies): futbol (serveix fer el tonto amb els fills o els nebots), bàsquet, tenis, pàdel, golf (sí, minigolf també serveix), hoquei, rugbi, voleibol, handbol, beisbol, esgrima, ping-pong, waterpolo, bàdminton, bitlles, petanca.

- Tir amb arc.
- Escalada i ràpel.
- Natació lliure (visca!, fer la granoteta ja serveix com a exercici!) o natació reglada o aiguagim.
- *Snorkel* i submarinisme
- *Paddle surf* (pilates o ioga sobre *Paddle surf*).
- Surf, surf de vela, vela.
- Esquí aquàtic.
- Canoa, caiac, ràfting.
- Esquí, *snowboard*.
- Fer treballs de jardineria.

Les activitats amb un petit risc, com poden ser les que es fan a la neu o al mar, activen un procés d'alerta o petit estrès que posa en marxa el sistema de recompensa del sistema nerviós i potencien un estat de clímax emocional.

Així, la gent que gaudeix fent escalada o surf tenen un nivell de plaer superior.

Que no et passi pel cap el contraargument que certs esports, o una pràctica excessiva, poden ser perillosos per a la salut (ja estan apareixent de dins teu la mandra i les excuses): el sedentarisme mata més gent que l'esport. Practicar tres hores d'exercici vigorós a la setmana redueix un 22% el risc de patir un atac cardíac.*

Potser només et cal començar a activar-te dos o tres dies a la setmana fent una volta durant quinze minuts a l'hora de dinar, o tornar a casa amb bici.* Això pot fer més contra el cansament, els dolors i l'ansietat que qualsevol altra cosa.

Comença amb poc, no vulguis començar apuntant-te al gimnàs a fer màquines (error!, perill de mort per avorriment o monotonia) o volent anar a classes cinc cops a la setmana. Sigues realista i fes el que realment podràs fer, deixant lloc per a la improvisació (sempre sorgeixen coses per fer a última hora). És millor començar a poc a poc (i a la llarga fer més) i que et convenci que no pas aconseguir més frustracions.

Una vegada hagis aconseguit mantenir-ho durant un mes, pots provar d'incrementar la intensitat o la regularitat de l'activitat física.

I per combatre l'altra excusa que posem tots, aquella que «no tenim temps»... perdona, tots tenim el mateix temps, tots els dies de les persones en aquest planeta tenen vint-i-quatre hores, el que facis tu amb elles és problema teu.

Sí que tenim temps, només et cal saber gestionar-lo.

Com amb tot, si vols millorar, o bé tens resultats o bé tens excuses, totes dues coses no les pots tenir.

Hygge: l'hàbit de valorar les petites coses

El *hygge* (pronunciat «hu-ga») és una filosofia danesa, una actitud cap a la vida que significa saber estar com a casa, a gust, confortable, passi el que passi. Saber gaudir de les petites coses, com ara una bona tassa de te en un dia plujós. Alguns experts diuen que aquest concepte no es pot sentir al cent per cent fins que no es viu com un danès. Haurem d'anar a Dinamarca algun dia a comprovar-ho, doncs.

En realitat, la felicitat és molt més a prop del que creiem, ens entestem a buscar-la i buscar-la, tota la nostra vida, a través del benestar, el confort, la tranquil·litat, els privilegis, l'èxit... i no ens adonem que al nostre voltant hi ha moltes petites coses amb una màgia especial, que si els dediquem temps i atenció, i ens parem a gaudir-ne, no es poden pagar amb res del món.

Cada vegada sabem apreciar menys les petites coses que tenim o que ens envolten, i valorem molt les coses materials, tot confiant que com més diners tinguem, més feliços serem. Potser ni tan sols hem pensat com ens fa sentir una tassa de te, o mirar un ocellet que creua el cel, o ni tan sols sabem què tenim a la vida que ens ompli i ens faci sentir bé. Però hi ha vida més enllà de passar el temps amb els fills, la família, la parella o els amics, treballar, cuidar-se i veure la tele.

A mi em va molt bé veure alguna sèrie, dormir moltes hores i somiar, anar al cine, practicar *body combat*, posar-me al costat d'un salt d'aigua (si pot ser un riu, però un spa també em va bé, eh) o simplement observar un bosc.

A les persones que som tan mentals com jo no ens funciona gaire sortir a córrer, ni centrar-nos en la respiració durant mitja hora, perquè això encara ens fa pensar més i ens atabala. Necessitem alguna cosa que ens mantingui la ment totalment concentrada o aïllada dels nostres pensaments.

A la Harvard Medical School ens aconsellaven que busquéssim què és el que et funciona per desconnectar, descarregar energia (relaxar-te) i crear el teu propi sistema de recompenses o fer tan sols les que necessitis (recorda l'exercici del gerro).

Omple't de vida, no de menjar

Prova el que faci falta, segueix buscant, practica-ho regularment i canvia-ho quan ja no et funcioni.

No sé si a tu et passa, a mi em passava sovint que, quan treballava en un lloc on no estava a gust o havia de fer alguna cosa on no m'agradava, m'agafava per menjar més quantitat o més «brut». És un moment on surt la part golafre, en representació d'un cos avorrit i no escoltat que demana atenció i que et diu que facis alguna cosa que et faci gaudir. És com si el cos fos capritxós i volgués estar constantment fent coses que li agraden. Potser és un bon moment per començar-lo a escoltar, no?

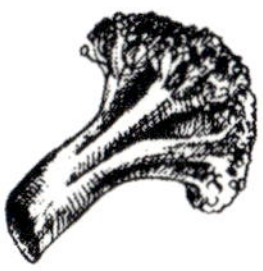

La nostra lluita interna de frustracions, enveges i pors

En general hi ha una part important de la nostra societat que viu pendent dels altres, envejant i desitjant el que fan, però sense forces ni ganes de canviar el seu dia a dia. L'enveja els paralitza.

I és que l'enveja no és una bona motivació. Quantes persones seguim a les xarxes que estan en forma? I quants seguidors es posen realment a fer els seus exercicis a casa? Hi ha molta gent que s'ha de treure les xarxes socials del davant perquè l'únic que aconsegueixen és entrar en el joc del xafardeig, les comparacions i les frustracions. Moltes se senten bloquejades per la pressió de la societat, o pel que fan les persones que tenen diners i temps per invertir a sortir bé a les xarxes. No s'adonen, però, que ells potser no necessiten tenir el que veuen ni viure d'aquella manera.

És el mateix que ens passa quan som nens i volem ser cantants o futbolistes. Sovint el que veiem és allò a què aspirem, però hem d'acceptar que només serà el nostre camí si tenim un do o si realment és el que volem fer a la vida.

En aquesta societat hi ha moltes frustracions. De petits no ens ensenyen a gestionar el que ens passa, el que sentim, ni a saber identificar el que volem. Creixem aprenent sols, davant situacions que ens generen ràbia i impotència, perquè volem que les coses surtin a la nostra manera (només fent créixer l'ego i amb poca maduresa de consciència).

I mentalment acabem esgotats.

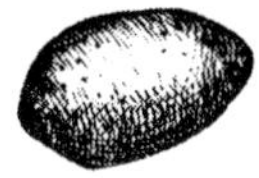

Els cruixents i els sucres

Davant la frustració i la ràbia, necessitem mastegar coses cruixents (pa, patates, fregits, palets...), perquè movem un múscul mandibular que està connectat amb el cervell i ens calma.

Davant el cansament, mengem sobretot hidrats o sucres, perquè creiem que el menjar ens donarà energia, però potser estem plens i el que ens cal és descans o desconnexió (física o mental).

Així, moltes persones van tirant, sense il·lusió, sense ànim i amb certa tendència a no tenir ganes de fer res, només estirar-se al sofà, menjar i dormir en tornar de la feina.

Aquí és quan apareix la mandra, el nostre pitjor enemic. És el que ens bloqueja la curiositat, l'aprenentatge, la presa de decisions, la possibilitat de poder créixer com a persona, com a pare o mare, parella i professional.

La mandra és el contrari de la supervivència. La mandra és la mort en vida (perdoneu l'exageració, però és així).

La mandra no es deu a una falta d'energia, sinó a una falta d'il·lusió, de motivació. La mandra és un bloqueig mental causat per saturació, avorriment o por. Quina és la teva causa de mandra?

Sovint busquem algú que ens motivi (un entrenador personal, o un nutricionista) o que ens recordi els motius pels quals volem assolir l'objectiu que ens plantegem («posar-me en forma», «treure'm aquesta panxa o aquesta cel·lulitis», «perdre uns quilos»...).

Aquest és, però, un error molt greu. Quan hem de buscar motivacions és perquè en el fons no ho volem fer, no estem disposats a canviar, o bé perquè emocionalment necessitem descansar. Així doncs, s'ha de treballar això abans de voler fer dieta, perquè si no, la dieta o l'entrenament no tindran un futur gaire bonic amb nosaltres.

Moltes vegades recomano a pacients que facin llistes dels motius pels quals volen perdre pes o seguir una dieta o fer exercici, i recomano que les pengin a la nevera, a l'armari de la cuina, al mirall del bany, o que les duguin a la cartera per tenir-les ben presents i no perdre el focus. Aquestes llistes, però, no funcionen si els motius no tenen valor suficient o no són una prioritat en el moment actual.

Els entrenadors i nutricionistes no estem les vint-i-quatre hores amb vosaltres, i no podem fer gaire per anar en contra dels pensaments que teniu cada dia dins el cap. La solució està a canviar la manera de pensar i de plantejar-se els objectius.

Primer has d'entendre que et cal prioritzar-te a tu mateix, i un cop hagis trobat com prioritzar-te, trobar aquelles accions que et facin il·lusió per arribar al punt final.

A molts nens se'ls diu que quan una cosa els agrada són molt bons fent-la, però que si no els genera interès, els costa molt concentrar-se i ser bons. En el fons això no és dolent. El que passa és que el nen ja sap què li agrada i què li fa il·lusió. Nosaltres perdem el focus quan ens fem grans, perquè ens centrem a guanyar diners i muntar una família.

De tant en tant la vida et porta situacions perquè puguis sortir de la teva zona de confort (d'aquí la frase que l'home és l'únic animal que ensopega dos cops amb la mateixa pedra) i et pregunta: «Escolta, vols algun canvi?», però en general nosaltres seguim enviant la sensació de mandra, d'«uf, però és que això...», «uf, però és que allò altre...», i l'univers diu: «D'acord, no vols el canvi».

Aquesta zona de confort, com el seu nom diu, és tot allò que pensem i fem en el nostre dia a dia per mantenir tot el que tenim i estar tranquils. Són conductes que fem sense pensar, gairebé automà-

tiques. La zona de confort ens dóna seguretat, tranquil·litat, comoditat. S'hi està molt bé, oi?

Tanmateix, de vegades, aquestes mateixes accions ens produeixen malestar o patiment, cosa que ja sabem, però no sabem fer les coses d'una altra manera i les seguim fent així. Moltes persones segueixen amb la feina que tenen perquè fa molts anys que l'exerceixen, creuen que no saben fer res més, els fa mandra tornar a començar i no saben què més els pot agradar. La vida els està donant una oportunitat de parar, connectar i trobar la felicitat!

A algunes persones, mantenir-se dins la zona de confort els pot donar la sensació que són feliços, però per a altres això representa una presó; som persones que no podem estar més d'un any i mig (per dir alguna cosa) en la mateixa feina, i pensem: no hi ha res més, a la vida?

Sí, i tant! Només et cal deixar de posar excuses i sortir d'aquest laberint sense sortida.

No solem canviar gaire perquè tenim por de perdre el que més apreciem, però de vegades no ens adonem que, si seguim així, ja ho tenim tot perdut: la nostra vida.

Hi ha gent que pensa que ja està bé com està. El que no sap és que sempre podrà estar millor. Al món hi ha milers de possibilitats per ser més feliços, cada vegada més. Perquè la felicitat no és res perenne. Si alguna vegada l'heu sentida, veureu que al cap de poc temps succeeix algun canvi i ja no esteu en el mateix punt. La vida es mou fora de la zona de confort, i potser nosaltres no traiem la mà d'aquesta bombolla més de dos cops a la vida. Però dins nostre hi ha alguna cosa que ens diu que volem fer-ho més vegades.

Som humans, i per la nostra sang corre l'inconformisme, volem canvis, ens va la canya, fer coses noves, tenir il·lusions, moure'ns com un riu, fluir...

Però moltes creences que vénen donades per la cultura o la religió fan que pensem que tenint una casa, una feina i una família ja no ens cal res més.

Aquestes creences són connexions neuronals ja marcades, que fan que sempre fem les mateixes accions de la mateixa manera, però també existeix la neuroplasticitat, que és la capacitat de canviar-les.

Et proposo fer un pas endavant per sortir de la teva zona de confort. Punxar la bombolla en què estàs, crear una porta del laberint allà on no n'hi ha i permetre't ser lliure, de prejudicis i de murs que tu mateix et crees i que t'impedeixen avançar.

Canviar els hàbits és sortir de la zona de confort; per això costa tant i és tan difícil. El primer pas és prendre consciència del que fas. El pas següent en algun moment començarà a sortir-te sol. Només has de confiar que així passarà.

Sortir de la zona de confort fa por, és un terreny desconegut en el qual no saps què hi haurà després ni què et passarà, i pot ser perillós, però ens obre a mil opcions de créixer com a persones i professionals.

Qui no s'arrisca no pisca

La por és totalment mental. No hi ha res més enllà de la por. Si et fa cosa que es torni a repetir una desgràcia, fes tot el que puguis per assegurar-te que no passi, però no deixis de fer res per por. Supera les teves pors, els teus pànics, les coses que diries «estic segur que això m'ha d'anar bé, però em fa pànic». Te'n poso un exemple: vaig estudiar teatre musical durant molts anys, vaig fer molts càstings i vaig ser actriu principal del musical *Heidi* quan tenia divuit o dinou anys, i després vaig fer moltes presentacions a la universitat, moltes entrevistes de feina, moltes reunions en públic, i ara faig moltes conferències, però quan em truquen per sortir a la tele estic morta de por. No hauria de ser així, se suposa que hauria d'estar tranquil·la i segura… però no, em bloquejo i no hi vull anar. Prefereixo evitar-ho i perdre una oportunitat única de créixer com a professional. Les pors no tenen cap tipus d'explicació, són així de ximples. Així que, què faig? Respiro, em tranquil·litzo, relativitzo, penso en coses boniques, que no n'hi ha per tant i que no passa res, i em visualitzo gaudint-ne. I acaba sortint tot bé.

Si la vida et posa davant alguna possibilitat com aquesta, que creus que seria xula o que t'aniria molt bé però et fa cosa, vergonya o por, és el teu moment per practicar com sortir de la bombolla. Posa't a prova.

Qui no plora no mama

En aquesta vida, qui no s'arrisca, li posa barra i es tira a la piscina amb la frase-mantra «el no ja el tens», es perd moltes coses, entre les quals la possibilitat de ser més feliç. És normal que no sigui fàcil i que sigui dur, a dins teu hi ha alguna cosa en alerta que et diu que estàs anant en contra de moltes creences.

No podem pretendre, però, que tot sigui un camí de roses. Com no podem pretendre que amb una pastilla n'hi hagi prou per curar una malaltia, o que hi hagi un sol exercici que ens elimini el greix de la panxa, o que un psicòleg ens arregli la vida sense fer cap canvi. La veritat és que tendim a voler remeis ràpids per a coses que s'han anat generant al nostre cos i a la nostra vida a poc a poc i amb el pas del temps. Que aixequi la mà qui no busca sempre la comoditat. Estem en l'era dels mandrosos, i a la vegada de la societat líquida (canviant, estressada, ràpida). Però Roma no es va construir en dos dies, sinó a poc a poc, com les formiguetes.

Com podem sortir d'aquest bucle de monotonia, apatia i mandra? Assistint a un retir integratiu com el meu i anant de vacances tot sol a conèixer gent, cultures i tradicions, llegint un llibre, fent un curs o taller de nutrició... Fent un passet darrere l'altre, i deixant que comencin a arribar-te idees de cap a on vols anar i què és el que realment et fa il·lusió.

La frase «i van viure feliços i van menjar anissos» no és real. Hi ha vida més enllà del final feliç. Sempre hi ha una continuació. Si creus que ja has arribat a aquest punt, no t'espantis si en vols més. Voler-ne sempre més no és dolent, és estar viu, forma part de l'evolució. No et jutgis, mou-te, flueix, deixa't portar (cosa que no vol dir que et deixis anar i no facis res).

Respirar i reconnectar més sovint

Una bona manera de reconnectar amb el teu propi ésser i escoltar el cos i les emocions és a través de les respiracions conscients.

Respirem de manera automàtica, però el problema és que no som conscients de com respirem, i la manera com ho fem pot canviar segons com ens sentim (si estem estressats o nerviosos podem fer una mala oxigenació del cos).

Així, si connectem amb el cos i prenem consciència de com respirem, també podem fer petites millores en com ens sentim.

La consciència respiratòria és la base. Si no has fet mai respiracions conscients, una bona manera d'aprendre'n és assistint a una sessió de meditació, ioga o simplement de «respiració conscient» o «relaxació».

Potser sents que no va amb tu (i penses que aprendre a respirar o fer segons quines classes de ioga és molt avorrit i serà una pèrdua de temps). Jo al principi també pensava això, però val la pena per aprendre'n les bases. Assistir a un parell de classes que t'ajudin a conèixer com respirar de forma conscient és de vital importància.

D'altra banda, hi ha diferents mètodes de relaxació que poden utilitzar (o no) la respiració i que et poden ajudar a reconnectar amb la teva essència i el teu cos, i a fer baixar l'estrès, l'ansietat i la saturació de pensaments: fer ioga o teixir, concentrar-se a respirar, anar a un spa, fer una infusió en una cafeteria tranquil·la, parar-se a mirar els núvols, caminar, córrer (a algunes persones córrer els fa desaparèixer la ment i és una manera molt bona de meditar)...

El ioga dinàmic (el vinyasa, per exemple) és una manera de prendre consciència i meditar més fàcil per als que vivim a la ciutat, no estem mai quiets o som persones molt mentals. Prendre consciència des de la relaxació i el silenci ens és més difícil, i a vegades ens crea més tensió o frustració, perquè dins nostre hi ha massa agitació.

Quan passa això, Osho recomana fer l'exercici següent: expressa el que necessitis en un idioma que no coneixes (inventa-t'ho) durant el temps que calgui mentre vas fent coses. Això allibera moltes tensions i relaxa la ment conscient (riu tant com vulguis imaginant-ho, però ho has de provar, funciona).

Exercici de respiració en el ioga

Tanca els ulls i col·loca't en una posició còmoda. Centra't a notar com, durant la inhalació, l'aire t'entra pel nas, i amb l'exhalació com surt per la boca. Les respiracions fan que la teva panxa (el teu diafragma) pugi i baixi de forma fluida i sense forçar. Intenta que cada cop aquestes inhalacions i exhalacions siguin més llargues.

Prova la respiració *ujjayi*. Nota com l'aire frega suaument la laringe i fa un soroll com el de Darth Vader. Centra't en aquesta idea d'imaginar-te la respiració com si tingués forma i va fregant amb cada respiració.

Exercici de respiració conscient bàsica amb meditació

Estira't cara amunt. Tanca els ulls. Col·loca't una mà sobre el pit i una altra sobre la panxa. Tanca els ulls. Respira normal i centra't a veure si alguna mà es mou, si el pit o la panxa pugen durant les respiracions.

Busca fer respiracions omplint més el pit i durant més estona.

Ara busca fer respiracions omplint més la panxa (fent servir més el diafragma).

Intenta agafar aire i omplir el pit i la panxa.

Fes inhalacions i exhalacions de com a mínim cinc segons.

Amb cada respiració, intenta visualitzar que un líquid blau o blanc d'energia (aire) t'entra pel nas i es va disseminant i repartint per totes les parts del teu cos, a poc a poc.

Imagina també com, amb cada exhalació, totes les toxines i energies dolentes del teu cos surten enganxades amb aquest líquid.

Practica-ho de tant en tant a l'hora d'anar a dormir o en moments de molt d'estrès, dret al lavabo o a la feina assegut a la cadira.

Si et vénen altres pensaments, agafa'ls mentalment i col·loca'ls en una bossa que tingui escrit «per a un altre moment», o posa'ls sobre una fulla i fes-la baixar per un riu.

És normal que et vinguin pensaments, ets humà! Deixa de lluitar contra ells i de malgastar energia, tal com el cel no pot evitar tenir núvols i hi ha dies de tempesta.

Cada vegada hi ha més estudis que demostren que la meditació és una de les millors maneres de relaxar-se.[*] Comporta respiració, relaxació i desconnexió de l'*overbooking* de pensaments diaris.

Una vegada la meva terapeuta em va explicar una metàfora que em va agradar molt: la ment és com un gos que passeja pel camp i que va pixant allà per on vol. Els pensaments van apareixent com volen i per on volen. A vegades tenim pensaments de coses del passat que ja estan tancades, i que, pel simple fet de tornar-les a recordar, ens fan sentir sensacions desagradables. Quan passi això, recorda-li el següent a la teva ment: «Això ara no toca. Aquest tema forma part del passat. Ja no toca. Jo mano», i repeteix-t'ho els cops que faci falta fins que et vingui un altre pensament o et posis a fer una altra cosa.

El silenci que t'aporta la meditació, a més, té un impacte enorme sobre el sistema nerviós. Es creu que passar unes hores en silenci afavoreix el creixement de noves cèl·lules en l'hipocamp (regió relacionada amb la memòria, les emocions i l'aprenentatge).[*]

Exercici per connectar amb el propi jo

Asseu-te en un prat, al camp, en una pedra al costat d'un riu, a la platja o en una terrassa, o imagina-t'ho des d'un lloc tranquil i sense estímuls externs negatius. Imagina't (o sent) en 360 graus tot el que t'envolta, la temperatura que hi ha, la comoditat que notes, els sorolls i les coses que passen al voltant, quines olors sents...

Sent com estàs assegut, recorre mentalment cada part del teu cos i sent com està, com es troba, què t'incomoda, i mou-te o posa't de la manera que estiguis més còmode. Imagina't que entres a dins teu, dins la zona del pit, la teva zona emocional. Imagina't que a dins hi tens una llum blanca, i que aquesta llum blanca és la teva ànima, tota la teva part bona, el teu propi jo, o el teu nen interior (com ho vulguis anomenar). Com està aquesta llum? Brilla? Com brilla? Irradia cap enfora? Té alguna part que no? No brilla? És mat? És petita? És gran? Pregunta-li: què li passa? Què sent? Com es troba? Què la fa sentir bé? Què necessita? Què necessitaria a la vida per estar millor i brillar més?

Ja ens agradaria estar a tots en un lloc tranquil constantment, oi? Sovint, doncs, ens haurem de produir serenitat a nosaltres mateixos, ja que el nostre entorn potser no és gaire paradisíac; aquí rau la dificultat, perquè requereix més concentració, però és possible, només cal parar, tancar els ulls, respirar i provocar-nos una bona sensació.

Diu el místic Osho que la tensió no té res a veure amb el que hi ha a l'exterior, sinó amb el que passa a l'interior. Enfadar-te i ofendre't depèn de tu. Recorda-ho. Si et passa, pensa que pots ajudar-te a deixar d'estar-ho. Canvia la teva atenció de l'exterior cap a l'interior.

Potser t'il·lumines un dia que estàs fent exercici (que t'ajuda a activar-te i a ser més creatiu) o fent qualsevol de les activitats que et fan sentir bé. A mi m'ajuden moltíssim la música i la natura. Em callen els pensaments.

No sé què em passa amb la música que no em passa amb res més. Hi ha cançons que, quan les canto, em posen els pèls de punta en un segon, i d'altres em fan somriure en un instant (això és molt més efectiu per a mi que deixar-me un missatge al mirall que digui «somriu»). Comparteixo amb vosaltres alguna d'aquestes cançons a la banda sonora del llibre «La dieta de les emocions» a Spotify.

La musicoteràpia fa temps que aplica les investigacions que fa la neurociència en aquest àmbit. Et recomano veure la xerrada TED de Robert Gupta. La música és màgia, la música és medicina.

La música genera uns estímuls que depenen d'un circuit cerebral subcortical en el sistema límbic, és a dir, el sistema format per estructures cerebrals que gestionen respostes fisiològiques davant d'estímuls emocionals. Per tant, la música es relaciona amb les emocions, però també amb les sensacions, el moviment, la cognició i els records. La música és processada alhora pels dos hemisferis* i troba l'equilibri dins el mateix cervell.

T'animo que dediquis temps a fer-te llistes amb l'estil de música o les cançons que et facin sentir bé (per exemple a través de Spotify).

Te les pots classificar segons la necessitat o el moment (energia, concentració, bon rotllo, tranquil·litat).

Hi ha aplicacions que t'ajudaran a saber el nom i l'autor d'una cançó mentre l'escoltes en un bar, al gimnàs o en una botiga (per exemple Shazam) i a guardar-la o compartir-la *online* amb algú.

Incorpora la música en el teu dia a dia (no música qualsevol, sinó que et faci sentir; si no, és com veure la tele però només empassant-se anuncis), com si fos la teva *selfphony*, la simfonia de la teva vida, el que t'ajuda a fluir i deixar-te anar.

Preocupació *versus* relativitzar per afrontar conflictes

No et prenguis la vida tan seriosament. La serietat és l'origen de molts problemes. Juga més, sigues més innocent. Relativitza. Objectiva. Observa des de fora com si la teva vida fos una pel·lícula. La majoria de coses que ens passen, preocupen o molesten, són tonteries del primer món.

Un tigre no perd la son per l'opinió d'una ovella

Tampoc et prenguis el que et diuen els altres gaire seriosament. Si algú et dóna la seva opinió en forma de crítica, pensa que està d'acord amb el que ha viscut i sentit.

Quan rebis una queixa, o una reprimenda, o quan perdis, pensa que també estàs guanyant. Estàs guanyant informació que abans no tenies per poder millorar. Però has d'estar segur que el que fas pels altres ho fas amb tot el teu cor i coneixement. Perquè si no ho fas, busca un altre camí que et permeti fer-ho. No estàs aquí per perdre el temps, per perdre vida.

Pensa, per altra banda, que no podem agradar a tothom. Que hi ha un percentatge de persones a les quals, facis el que facis, cauràs malament o els semblarà malament alguna cosa que facis; per tant, no t'hi escarrassis. No pots fer tot allò que la gent vol que facis.

Exercici:

Quan hi hagi algú a qui li tinguis certa tírria, que et caigui malament o que estigui dient-te coses que no et fan sentir bé, de sobte, imagina-te'l com si li plogués a sobre o li caiguessin pètals o repeteix-te les coses bones que té.

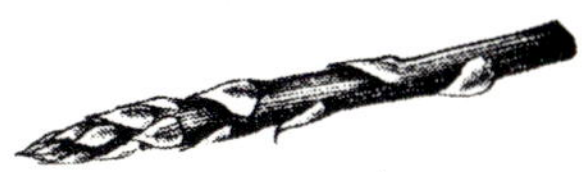

No sé quina serà la clau de la teva felicitat, però sí que sé que la clau del teu fracàs serà voler acontentar tothom.

No et prenguis res personalment. Les seves opinions no tenen per què anar-te bé ni ser reals en la teva vida. L'important és, què en penses tu?

Dins del respecte, no necessites l'aprovació dels altres per fer allò que t'agrada.

Creu en el que penses de tu i en el que fas. No malgastis massa energia a defensar-te o voler inculcar les teves idees en l'altre.

Aquesta és també una de les bases de la meditació com a mètode d'afrontar els conflictes. Mantenir el teu centre equilibrat, fort i zen. Perquè la societat et posarà a prova constantment. La indústria, en el fons, no vol que siguis feliç, vol que tinguis necessitats, i que compris.

Si et trobes amb algú que fa alguna cosa que no t'agrada gens, pensa que es deu al desconeixement, a la ignorància o a un problema mental o emocional, i que en el seu interior hi ha una llavor, una potencialitat que aquella persona podria arribar a ser generosa o bona, perquè és humana, i en té la capacitat. Tots tenim dins nostre una font d'amor i de pau infinita.

No absorbeixis les paraules carregades d'energia negativa dels altres. Pots fer servir la metàfora del mirall o el mur per sentir com reboten, o el «casa!» dels nens quan juguen a perseguir-se.

De la mateixa manera, i tal com dèiem al principi del capítol, aprèn a deixar de jutjar, criticar, xafardejar i fer suposicions del que fan o pensen els altres. No ets una màquina d'avaluar. Deixa-ho córrer. L'únic que fas és produir mala energia dins teu, i cap als altres, una mena de verí emocional. Saps què és el karma? Doncs com a mínim fes-ho per això. No guanyes res criticant els altres.

No entenc com podem ser tan xafarders i com ens pot agradar tant dir coses dolentes dels altres, quan a nosaltres no ens fa gens de gràcia que ens ho facin. Ens trobem amb la capacitat i el poder de dir qualsevol cosa de qualsevol persona, i amb més dret si són famosos, com si s'ho mereixessin per tenir tant d'èxit. Utilitzem les xarxes com si fos un pou on abocar el primer que ens passa pel cap, i sense pensar que la persona que hi ha al darrere és una persona, també. Què ens importa si tal persona està amb una parella molt més gran? O si fa amb els seus diners el que li sembla? Ens queixem que a nosaltres no ens tracten bé per ser diferents, i nosaltres som els primers que critiquem qualsevol ximpleria. Deixa la gent tranquil·la, viu i deixa viure.

Exercici: tres dies sense judicis

Durant tres dies porta un diari a sobre i deixa'l allà on vagis per recordar-te de deixar de fer judicis cap als altres i cap a tu mateix.

«Enxampa't» cada vegada que ho facis (és el primer punt del canvi, adonar-se del que fem) i canvia-ho per una observació positiva. Quan ho facis, escriu tots els judicis que t'hagin sortit i revisa'ls al cap de tres dies, juntament amb les observacions positives. D'aquesta manera s'entrena el cervell, prenent consciència, tenint-ho present i ajudant a pensar diferent.

Si ets un professional que proporciona serveis als teus clients, no vulguis responsabilitzar-te de tot el que els passa a la vida. Ajuda'ls en el que puguis. Dóna el que saps. Però recorda que no pots caure bé a tothom (un 10% com a mínim busca un altre perfil), que pot haver-hi gent que no entengui o es prengui malament el que els vols dir, i que no et poden deixar totes les seves motxilles de problemes al damunt.

En general, som molt mals clients i pacients. Som ansiosos, volem que ens atenguin en una o dues setmanes (segons per a quines necessitats ja ens hi hauríem pogut posar abans, i tampoc ens ve de dues setmanes més). Anul·lem a última hora i sense avisar (sense tenir en compte que el professional està perdent temps perquè no pot omplir la teva hora). Incitem algun familiar que hi vagi quan aquesta persona, en el fons, no hi està preparada. Deixem en el professional que tenim al davant tota la responsabilitat per arreglar-nos els problemes, però després fem poc per canviar el nostre dia a dia i anem frustrats a la consulta següent, o directament abandonem. Visitem diferents professionals a la vegada i no deixem que cada tractament faci el seu propi curs. No som completament sincers amb el professional, i a vegades no hi confiem completament, o fem el tractament a mitges.

Si ets client o pacient, deixa d'enfadar-te amb els professionals. Fan el que saben o poden. És normal que no tinguis *feeling* amb algú, i que una sola persona no t'arregli tots els problemes que tens. Hauràs de tenir paciència i seguir, a poc a poc i amb bona lletra, buscant, intentant-ho. Segur que cada vegada t'acostaràs més al que necessites. Però el que canvia ets tu, recorda-ho.

La majoria de les persones ens enfadem, diem paraulotes i ens posem tenses davant situacions com ara quan algú es cola en una fila, algú amb qui has quedat fa tard, et tracten malament com a client, un conductor et toca la botzina o et crida, un nen petit crida i plora al teu costat, fa mal temps o et poses malalt quan tens vacances o temps lliure. Realment creus que pots fer alguna cosa davant d'aquestes situacions?

No donis tant de valor al que passa al voltant i al que et passa a la vida. Relativitza-ho tot. Deixa de preocupar-te. Ocupa't. Si alguna cosa et preocupa, deixa de buscar-hi les raons o qui en té la culpa. Mira dins teu. Busca solucions i no donis més voltes al que hauria pogut passar. Si poses el focus en els problemes, només veuràs com creixen; si poses el focus en les solucions, la propera vegada les trobaràs més fàcilment.

Què vols, ser feliç o tenir raó? Discutir amb una altra persona et podrà fer quedar millor, i realçar el teu ego, però no gaire cosa més. La vida té coses que ens molesten i que no ens agraden, perquè som molta gent, és veritat. El que et causa patiment, però, no és el que passa, sinó posar resistència a les coses tal com són.

- Posa-hi humor, diferencia't de l'altra persona. La violència no és la solució. Però si no pots modificar-ho de bones maneres, gira full i centra't en una altra cosa. Es tracta de canalitzar l'energia en alguna cosa positiva.

Ets viu. Viu la vida com la vols viure. Segur que no vols passar els teus dies enfadat.

- Quan et trobis en un punt d'aquests en què ets conscient que estàs de mala llet, cabrejat o molest, que alhora t'agradaria deixar d'estar-ho, però el teu orgull vol seguir així, necessites un canvi de xip instantani.
- Posa't música, llegeix un acudit o mira un monòleg (et recomano que tinguis vídeos guardats, o bé pàgines web on trobis vídeos, àudios, textos i imatges).
- Fes-te una macedònia de colors amb xocolata sense sucre desfeta per sobre.
- Fes alguna cosa que et faci sentir bé, però fes-la abans de començar a carregar-te (figuradament) tot el que trobis.
- Tanca els ulls, respira i impregna't a poc a poc d'una gran pau a la zona del pit compresa entre les dues aixelles, com si es tractés d'un gran somriure intern de color groc.
- Deixa de pensar en el que no t'agrada. Deixa de queixar-te (el meu nou mantra). I si ho fas, pensa, què necessites en el fons? Més amor? Menys estrès?

Ens queixem i ens queixem de com va la societat, de com va la gent, de com funcionen les coses, però nosaltres ho validem, nosaltres acceptem els seus valors, nosaltres acceptem unes creences que ens limiten i no ho canviem. Potser si tots comencéssim a canviar i a deixar de queixar-nos, el món aniria d'una altra manera.

Si vols que les coses canviïn, comença canviant. I si no saps canviar, busca algú que t'obri la ment, un *coach*, un psicòleg, un mentor o un amic amb una ment molt oberta, i deixa de mirar tant la tele. L'únic que fa és allunyar-te de la teva realitat, de tu mateix, d'escoltar-te, entendre't, ajudar-te, i a més et renta el cervell amb pensaments i necessitats que tenen marques i programes, i que no són teus.

Com a humans tenim una tendència, una disposició natural que les coses ens pertorbin. Quan desapareixen uns motius, n'apareixen d'altres o ens els inventem. Però podem trobar la solució.

Hem de deixar de voler tenir raó en tot i de voler ser millors, de controlar-ho tot i aconseguir tot el que aconsegueixen els altres, i de desitjar que als altres no els vagi bé (aquí habita l'ego). No podem controlar l'entorn i estar constantment manant i obligant la gent a fer el que a nosaltres ens ha funcionat («hauries de fer això», «vés a fer allò altre», «no facis allò»...), encara que ho fem amb tot l'amor del món.

Hem de deixar de responsabilitzar els altres i de repartir el mal rotllo amb tothom amb qui ens creuem per un problema que tenim nosaltres.

Quines són les persones que intentes controlar?
Si no deixes que els altres s'equivoquin, tampoc et deixes a tu mateix equivocar-te. Som persones, humans, no màquines. T'has de permetre fer les coses malament i que els altres les hi facin. No passa res.

Agrair és una manera d'exercitar l'allunyament de l'ego i d'apropar-nos a l'equilibri interior. La queixa és una absència de gratitud, perquè t'estàs enfocant en el que no tens contra el que sí que tens.

No ens podem passar la vida esperant que els nostres pares, parella o companys ens facin cas, ens acontentin o ens cuidin. Podem aprendre a conèixer el que necessitem, a saber com demanar les coses i donar-nos part d'aquestes necessitats nosaltres mateixos. Recorda la frase que diu que tu ja ets una taronja sencera i no necessites una altra meitat per ser-ne una de completa. Pots ser feliç amb una persona, però no per ella. Si la teva felicitat depèn d'una altra persona, la teva felicitat té data de caducitat i no és una felicitat real.

Exercicis per treballar de forma conscient i present durant 3-5 dies

TRUC 1:

Cada vegada que et vingui una queixa al cap, fixa't en el que pots fer. Aplica-ho també quan els altres «no sàpiguen» fer alguna cosa (oi que t'agradaria que a tu també et donessin una oportunitat?). Que no ho facin a la teva manera no vol dir que no sigui vàlid. Utilitza una frase amb humor, de l'estil: «Encara bo que tens traça en això altre...».

TRUC 2:

Digues amb to d'humor la frase «Avui estic una mica creuat, ja saps, problemes del primer món».

TRUC 3:

Quan es queixin els altres (idea del psicòleg i escriptor Rafael Santandreu), fes servir l'humor per treure importància al que els passa: amb un accent andalús o mexicà, pots dir alguna cosa de l'estil «*Uy, pero eso eh inaguantable, miarma*».

TRUC 4:

Quan et vulguis queixar dels altres (idea també de Santandreu), per exemple digues: «M'agradaria molt que deixessis de "deixar abandonat el rotllo de paper de vàter al bidet" (substitueix aquesta part pel que necessitis), però que consti que si no ho fas, jo et segueixo estimant igual».

TRUC 5:

Expressa què sents quan algú fa alguna cosa que no et fa sentir bé, per exemple: «Havíem quedat fa quinze minuts, quan arribes tard em sento com si no em prioritzessis, m'avorreixo i em sento sol».

TRUC 6:

Recorda't, cada vegada que tornis a queixar-te o a criticar, de dir les coses de forma positiva («En aquest informe hi ha unes idees que m'agradaria que expressessin d'una manera diferent la nostra idea», en lloc de dir «Això està molt mal fet, ets un incompetent». I ajuda la teva ment a posar-se a pensar en les coses bones.

Exercici: Els moments bons

Fes una llista, al mòbil o en una llibreteta, dels moments bons (encara que siguin poca-soltades) que hagis viscut amb la teva parella, amb la teva família, amb la gent de la feina... T'ajudarà a relativitzar i a recordar les coses bones de la vida (tendim molt més a recordar les dolentes per pura precaució i supervivència). Segurament ara no et recordaràs de molts d'aquests moments, així que deixa-la oberta per anar-la escrivint cada vegada que en recordis o n'hi hagi un de nou.

Estigues orgullós de ser humà (ets un conjunt de casualitats) i, per tant, de cometre errors. Si la vida fos lineal, no seria tan entretinguda.

Passi el que passi, pren decisions. No sabràs mai el que podria haver passat si haguessis pres una altra decisió, així que

mira cap endavant, i continua, mou-te, segueix amb l'acció.

Canviar tot això no és qüestió d'una setmana o d'uns mesos, és qüestió d'anar treballant, a poc a poc, dia a dia, a través d'una teràpia, de llegir més o escoltant-ho i compartint-ho amb els altres.

Som éssers socials.

El millor regal que pots rebre com a humà és que t'escoltin, t'entenguin i et sentin.

Som els animals més socials que hi ha.* Dins el ventre matern ja tenim contacte amb el que passa a l'exterior, i en el moment del naixement fins i tot la nostra primera respiració és social (si no plorem es veu que no s'obren correctament els conductes dels pulmons per respirar). Necessitem els altres per parlar del que pensem, del que ens passa i del que veiem, i sentir que ens entenen, que compartim gustos i plaers. Petits gestos ens van recordant que vivim entre persones (tots ho som, encara que hi hagi gent que sembli marciana) i que ens necessitem els uns als altres per confirmar que som aquí i som vius.

Així doncs, no serveix de res tenir el WhatsApp ple de converses obertes. Necessitem tenir-los a prop.

Si no, per què la gent gran té la necessitat de parlar a la parada de l'autobús?

Ara seriosament, s'ha determinat que una manca de relacions socials (o d'amor) ens fa més propensos a la depressió, el consum d'alcohol, la inactivitat i els problemes relacionats amb l'alimentació i l'obesitat.*

Poso la mà al foc si dic que el 90% de les dietes per a persones amb obesitat no funcionen si no s'acompanyen d'algun tipus de teràpia psicològica o emocional.

Les nostres relacions, d'altra banda, ens influencien molt més del que pensem. Moltes persones creuen que estan grassonetes de manera genètica, i com que els seus pares i els germans ho són, no creuen que tinguin possibilitat de canviar. El que no saben (o no volen saber) és que els factors com els costums alimentaris i emocionals són més desencadenants de l'obesitat que els gens. És tan gran aquesta influència dels que ens envolten que s'ha vist que la possibilitat d'augmentar de pes és d'entre el 30% i el 50% si la parella té un problema de sobrepès.

És com allò dels gossos, que diuen que s'acaben assemblant als seus amos. Doncs nosaltres ens ajuntem als que s'assemblen a nosaltres i ens hi acabem assemblant més encara.

Si ets una persona poc sociable i et centres només a desenvolupar la teva vida professional i t'oblides de desenvolupar les relacions amb els altres (més enllà de la família i la parella), et moriràs d'èxit.

No serveix de gaire tenir només feina si no tens amb qui compartir les coses: tingue-ho en compte de cara a organitzar-te el temps i la setmana, que n'hi ha més d'un que diu que no té temps de sortir (el que té és mandra). No esperis que et truquin o t'escriguin un whatsapp. Fes-ho tu. Vés a veure'ls. Truca'ls. Si no et vols acabar quedant sol, fes que sentin que per a tu són importants.

No pots acontentar tothom, però sí que pots fer més pels altres si consideren que estàs prioritzant la teva vida o la teva feina abans que ells.

També pots perdre la gent del teu costat si només expliques el que et passa a tu i no mostres interès a saber com estan els altres (un amic ha d'entendre que no ets el seu psicòleg, tots necessitem explicar el que ens passa, però hi ha d'haver un camí de tornada); o si no confies en els altres i no aprofundeixes ni els expliques el que veritablement et passa quan t'ho pregunten, o si menteixes explicant coses que no són certes (s'enganxa abans un mentider que un coix). D'aquests tres tipus de persones, i de les que només expliquen les coses bones i presumeixen per les xarxes, en trobaràs moltes al llarg de la vida.

L'enuig i la tristor sovint van molt associats amb la sensació d'«abandonament». Quan ens diuen que no fem bé les coses, el nostre subconscient pot estar pensant «no som vàlids, no som bons per ser aquí, per formar part d'aquest lloc»; és com la sensació d'estar sol i no formar part d'un grup o d'un projecte (com pot ser una família). Al darrere hi ha una por. Por de quedar-nos sols.

Hem d'aprendre a estar sols en certs moments, i no passar-ho malament.

Com dèiem abans, no t'enfadis si un amic no vol fer alguna cosa amb tu. Això no vol dir que per a ell no siguis important o no t'estimi, vol dir que té una manera diferent de veure o fer les coses i que ara mateix necessita prioritzar-ne unes altres. Però segur que pots comptar amb ell per a alguna altra cosa o en algun altre moment.

A vegades descartem amics o coneguts massa aviat, o ens posem massa exigents.

Exercici: Els amics

Fes una llista dels teus amics actuals. Pots fer-ne una de nova cada vegada que vulguis, segurament la llista canviarà, però no passa res, la vida fluctua. Hem d'entendre que els camins es poden separar, i no se sap mai si alguna vegada es tornaran a ajuntar: «Va ser bonic mentre va durar, però cal girar full».

A continuació, apunta per a quines activitats pots comptar amb ells (com si fessis un collage de les possibilitats socials que tens actualment). No vulguis deixar per a una sola persona tot el que t'agradaria fer i compartir. Col·loca-hi també persones que potser no consideres amics però amb les quals t'agradaria compartir un cafè, un anar de compres o fer qualsevol activitat.

És important que pensis en aquelles persones amb qui puguis comptar per sentir-te millor, i en aquelles persones amb qui puguis comptar quan necessitis ajuda.

També hem d'aprendre a saber que, així com no es pot comptar amb tothom per fer de tot, hi haurà persones que et restaran més que no et sumaran, i que si li has donat diverses oportunitats i et segueix xuclant l'energia, val més que l'apartis subtilment del teu camí que no «estar mal acompanyat».

Aquesta sensació de soledat també pot ser produïda pel fet de no saber-nos donar afecte i amor a nosaltres mateixos (el famós *Love me, myself and I*). En aquests casos, normalment hi sol haver una necessitat més accentuada cap al dolç.

Anhelem tenir dolçor a la vida. I no cal que eliminem

el dolç, però sí que el podem prendre d'una forma més conscient i saludable. Per això al llibre hi tens tantes propostes dolces.

T'ha passat alguna vegada que, menjant un tros ben gran de proteïna animal, necessites unes postres dolces? El cos necessita equilibrar els extrems.

Si, en general, als teus plats hi afegeixes dolç (però dolç natural, dolç autèntic), com ara alguna verdura estil carbassó, un cereal o un llegum, no tindràs tant desig de dolç per postres.

Ja que no podem viure sense els altres, i ja que vivim en una societat on sovint mengem amb altres persones, femho bé. Menjar en societat genera sensació d'unió, d'integració. Menja sol quan ho necessitis per desconnectar i tenir converses amb tu mateix, però intenta menjar més en família i conversar-hi. Moltes famílies arreglarien molts problemes i rancors si simplement parlessin més de tot, amb cadascun dels seus membres, sense prejudicis.

Fet amb amor té més bon gust.

No només menjar d'una manera o altra ens pot fer sentir bé: comprar i cuinar també poden ser actes d'amor cap a l'altre o cap a un mateix.

No heu provat mai de fer aquella recepta que us ha donat la mare o l'àvia, però que no hi ha manera que us surti igual? No és que s'estigui guardant un ingredient expressament. És que vosaltres no hi poseu l'ingredient màgic. L'amor. Feu les coses amb afecte i amor en aquesta vida, i tot sortirà millor. Paraula.

Emocions i manera de gestionar-les

Si vols millorar la teva relació amb el menjar i estàs disposat a fer canvis, aquesta és una eina excel·lent (anomenada Model Emeset, realitzada per un equip de la Universitat de Barcelona)* que t'ajudarà a treballar les teves emocions i no voler-les arreglar menjant:

SITUACIÓ	EMOCIÓ	QUÈ NECESSITES
Perill	Por	Confiança en tu, en altres i en la vida
Injustícia	Ràbia / Enuig	Desfogar-te (i deixar de voler que les coses passin com tu vols)
Pèrdua	Tristor	Consol i distracció amb coses que t'omplin
Error	Culpa	Aprendre i creure en el que ja estàs fent
Judici	Vergonya /Enuig	Perdó i millora de l'autoestima
Ofrena	Amor	Correspondre
Guany	Alegria	Compartir

Alguns estudis han establert que un equilibri de les emocions positives davant les negatives afavoreix la coherència mental i indueix a un control de la freqüència cardíaca i la tensió.*

Combatre les creences limitadores

Les creences són frases que utilitzem com a «veritats» universals, i que ens fan actuar d'una manera o una altra de forma automàtica. La majoria de les creences vénen de la família i la resta de la societat per la religió o la cultura, i les anem incorporant com un programa al nostre *software* fins als set anys, aproximadament. Durant la resta de la vida anem adquirint altres creences, però no tantes. Quan un pensament ens ve al cap, és normal creure que és nostre, que és el resultat d'una veritat interior, i no pensem que potser l'hem «captat» de l'exterior.

Saps diferenciar els pensaments que et deien de petit i els que has incorporat com a teus?

Dins teu potser estàs lluitant contra aquests pensaments. Intentes seguir aferrat a aquestes creences, però hi ha alguna cosa que et diu que això no et dóna sentit, no hi creus i per a tu la felicitat és una altra cosa.

Per aprendre i millorar la nostra vida, a vegades cal acceptar que potser no són vàlides les coses que en algun moment vam aprendre o ens van explicar.

Amb què carregues tu a la teva motxilla imaginària?

Exercici: Les creences limitadores

Assenyala les creences que creus que són limitadores en el punt actual en què estàs.

Apunta les que creus que falten a la llista.

Treballa-les i vés pensant quan actues seguint una determinada creença i què passa quan ho fas, i crea la teva versió de la creença fins a formar una nova caixa de creences i valors, i utilitza-les com un mantra (apunta-les al mòbil, al fons de pantalla, fes-te'n un tatuatge, un quadre a la sala...).

....

La vida és dura.

Per aconseguir ser algú has d'esforçar-te molt.

Descansar al sofà és perdre el temps i ser un mandrós.

Sense diners no pots fer res.

No seré mai el millor.

La felicitat no existeix.

Les coses han de sortir sempre bé.

He de saber fer-ho tot bé.

He de demostrar que valc.

La gent m'ha de tractar bé.

No ho aconseguiré mai.

Sóc incapaç d'aconseguir-ho.

No valc per a res.

No cal complicar-se la vida.

Les noies han de ser femenines.

La família ideal està formada per un home, una dona i nens.

Les parelles felices no discuteixen.

Sexualment només podem desitjar la nostra parella.

El millor que pots fer a la vida és seguir amb el negoci familiar.

Com el primer amor no hi ha res.

L'amor dura uns mesos.

El món no és un lloc extraordinari.

Al món és difícil trobar persones meravelloses.

Sense la meva parella no sóc ningú.

Si no tinc al costat una persona que m'estimi, la meva vida serà molt trista.

He de tenir un pis o una casa de propietat per ser algú.

Sense molts diners no puc ser feliç.

Si no ajudo la gent gran de la meva família, no seran feliços.

Si em posen les banyes, perdo tota la confiança en la parella.

Si no em preocupo, no l'estimo.

Les persones no canvien.

Si canvio, em deixaran d'estimar.

Simplement desitjant molt una cosa l'aconseguiré.

El que jo penso i sento és el correcte.

La puntualitat és ultranecessària.

Sense tenir-ho tot molt ordenat no es pot viure.

L'home ha de ser la persona que porta més diners a casa.

Les dones cuiden millor els fills que els homes.

L'home ha d'anar al darrere de la dona quan es barallen i ha de ser la part activa de la parella.

La dona no pot ser «cavallerosa».

La menstruació fa mal i es passa malament emocionalment.

Si em regalen moltes coses és que m'estimen molt.

Si no tinc salut al 100% no puc ser feliç.

Sense sexe o amb molt poc no pot funcionar la parella.

Si no aprovo aquest examen, seré un perdedor.

Si no aprovo aquest examen, s'enfadaran amb mi o m'estimaran menys.

Necessito l'aprovació dels altres.

Sempre ha de sortir alguna cosa malament.

No m'assabento mai de res.

Sóc un inútil, sóc ximple, sóc molt maldestre.

Ningú et regala res.

No et refiïs de ningú.

Tot torna en aquesta vida.

És impossible ser milionari.

A partir dels trenta-cinc ja no està bé ser mare.

Sempre pots donar més del teu 100%.

Sense una carrera no seràs ningú.

El iogurt millora la digestió.

Beure llet cada dia és essencial per als ossos.

Els nens necessiten sucre per tenir energia.

Si no mengem un bon tall de proteïna animal en cada àpat, ens posarem malalts o ens trobarem malament.

Hem d'estar prims per estar guapos, que ens quedi la roba bé i ser atractius.

Anar al gimnàs = estar en forma.

Sense xocolata o formatge no podria viure.

Hem de fer cinc àpats al dia.

El plàtan, l'alvocat, el coco i els fruits secs s'han de vigilar per perdre pes.

Sempre em poso malalt.

Les persones riques són ambicioses, distants, garrepes i males persones.

No hi ha prou riquesa per a tothom.

La felicitat no existeix.

Les coses han de sortir sempre bé.

Les creences limitadores i irracionals poden ser molt populars i ser cregudes i seguides per molta gent, però això no vol dir que siguin saludables ni vàlides per a tothom.

Vols dir que no estàs vivint el que li hauria agradat a algú que fossis i fessis?

La resposta és fàcil de trobar. Si a dins teu hi ha alguna cosa que et diu que no ets feliç, que et falta alguna cosa, vol dir que t'has de replantejar alguna creença.

Per quines persones et deixes influenciar?

No creus que ja tens certa edat per decidir per tu mateix el que vols sentir, dir i fer?

Exercici:

Escriu amb la mà esquerra TINC DRET A SER JO

____

Això no vol dir que deixis de tenir en compte les opinions dels altres. Les d'aquells que t'estimen i et volen ajudar et poden ser de gran ajuda, però es basen en la seva experiència. I la seva vida no és la teva.

Les creences, d'altra banda, també poden marcar com t'afectarà el menjar en el cos. És com un efecte placebo: si no pares de dir que el greix t'engreixarà, que el cafè et farà mal a les dents, que la poma que t'estàs menjant no se't posarà bé o que tal aliment és dolentíssim per a la salut, pot ser, en certa manera, que això acabi passant i el teu cos faci cas del que creus.

Perdonar-te, estimar-te, creure en tu

L'Ho'oponopono és una antiga filosofia hawaiana de resolució de problemes, per donar-nos una oportunitat de deixar anar, netejar, esborrar, reconciliar-nos i perdonar.

Comença per perdonar-te tot allò que no has pogut o no has sabut fer, tot allò que penses que ha sortit malament i ha estat per culpa teva, tot allò que el teu cap o el teu cos et demana i no pots controlar.

Verbalitza el que et passa, el que sents, el que et preocupa, el que no et deixa dormir i el que necessites.

Perdonar és una manera de trobar serenitat en el teu interior, un pas cap a sentir-te més alliberat i en pau, en equilibri.

Coneixes la típica frase «perdono però no oblido»? Les persones que perdonen i obliden no només estan més tranquil·les i són més felices, sinó que tenen més bona salut cardiovascular.*

El primer punt és donar-te l'enhorabona per estar ara mateix llegint aquest llibre. No és una casualitat, tens la necessitat de cuidar-te, de ser feliç, digue-li univers, digue-li com vulguis, però ja ho tens, i ara mateix t'estàs dedicant un segon per a tu. Sent aquest agraïment.

Quan estàs en pau, la gent se sent més atreta per tu, quan estàs alterat no.

Exercici: L'agraïment

Fes una llista de les coses que has aconseguit a la vida, i agraeix-te cadascuna d'aquestes coses.

A vegades pensem que les coses que hem aconseguit a la vida han estat gràcies a la sort.

La sort, en certa manera, es «cultiva». Si creus en les coses de manera positiva, les visualitzes i actues per aproximar-t'hi, agafant amb força la teva vida com si fos una moto aquàtica, pots acabar dirigint el rumb de la teva sort.

Està bé agrair a la vida les circumstàncies en què estàs, i a l'univers per facilitar-te tot el que has necessitat, però agraeix-te també a tu tot el que has fet a la vida fins ara.

Valora't per tot el que ets, és a dir, un conjunt de fets, pensaments i emocions que has anat reunint al llarg de la teva vida. I ho has fet com has pogut.

Moltes vegades ens costa valorar-nos positivament, perquè ens centrem en la millora del nostre físic, i ens «castiguem» mentalment.

Si no ho aconseguim pel nostre compte, ens caldrà anar a un «entrenador mental», també conegut com a *coach*, terapeuta emocional, psicòleg o psiquiatre. Anem molt fàcilment a un entrenador personal, però ens costa molt anar a l'altre, quan més del 50% de la nostra vida depèn de l'interior i no de l'exterior.

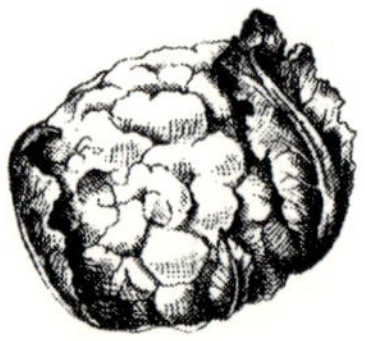

Els valors

Quins valors podries dir que tens?

Assoliment (fer el que et proposes)

Valentia

Gestió d'equips

Autonomia / independència

Atenció, altruisme, compassió, ser servicial

Amabilitat, cortesia

Humor

Compromís (amb el que dius)

Ordre

Responsabilitat

Seguretat (sentir-se segur amb el que fas i amb l'entorn)

Acceptació i autoconeixement

Fidelitat

Simplicitat

Espiritualitat (créixer i madurar espiritualment)

Estabilitat, equilibri

Força (estar fort i en forma)

Intel·ligència, saviesa

Tolerància

Creativitat

Fiabilitat

Ecologia

Flexibilitat

Generositat

Autenticitat (actuar essent fidel a qui sóc)

Creixement (seguir creixent i canviant)

Salut i benestar (estar físicament i mentalment bé)

Sinceritat (ser sincer i verídic)

Esperança (tenir una actitud positiva i optimista)

Humilitat (ser honest i humil)

Intimitat
(saber compartir les meves experiències íntimes amb altres)

Justícia
(promoure la justícia i els tractes igualitaris per a tothom)

Lògica (viure racionalment i sensiblement)

Moderació (controlar excessos i trobar l'equilibri)

Exercicis per agrair-te a tu mateix

Escriu-te una carta d'amor a tu mateix. Fes afirmacions en primera persona i positives en relació al que ets actualment, a com has estat i al que has aconseguit. Què hi ha de bo en tu mateix? Digues com n'estàs d'agraït per cada una de les coses que escrius, com t'estimes i com et vols cuidar a partir d'ara.

Fes un contracte de compromís amb tu mateix, com si et casessis amb tu mateix, sí. ;)

Escriu uns vots a mà i llegeix-los mentre te'ls dius al mirall. Per exemple: «Pepet (el teu nom), t'estimo. Gràcies per tot el que has fet per mi. Gràcies per existir. Gràcies per donar-me tant. Gràcies per permetre'm ser feliç. Et prometo que a partir d'ara et cuidaré més, et dedicaré més temps, t'escoltaré, et tindré més en compte, i buscaré el que et fa sentir millor. Confiaré en tu i tu podràs comptar amb mi.

Confiança, positivisme i visualització

La resiliència és la capacitat que tenen les persones de convertir una mala situació en una experiència positiva.
De tot se'n poden treure aprenentatges.
Si vols, pots.
Qui t'ha dit que no pots fer tot el que et plantegis a la vida? Qui?

Deixa de banda els pensaments negatius i la por. Combat les teves creences limitadores. Vinguin de qui vinguin. Posa't en marxa per aconseguir-ho. La clau de l'èxit és:

- **1.** Voler i creure que pots.
- **2.** Organitzar un pla d'accions per acostar-t'hi.

Sigues persistent. Tingues paciència. Confia que les coses milloraran, que aprendràs a trobar el teu camí.
L'esperança que les coses aniran bé o s'aconseguiran és l'única cosa més poderosa que la por.

***Recorda que en anglès* HOPE *és:*
Hold On, Pain Ends.**

Creu en tu. Confia que seràs capaç de canviar, de millorar. Pots arribar a l'objectiu d'estil de vida que t'agradaria tenir.

Un cop hagis escoltat el teu cos i el teu interior i sàpigues cap a on vols anar, pensa, però, quins objectius et marques. Objectius realistes i mesurables. A través del «pla d'acció» que tens a l'últim capítol del llibre pots marcar-te la teva autopista amb línia directa cap a l'èxit de la teva felicitat.

La felicitat és una porta que s'obre des de dins. Tot allò que et generi una sensació de tancament o retenció t'allunyarà d'aconseguir-la. Recorda que aquest esperit de pau i il·lusió ha de ser com un mantell que cobreixi el teu cor, ha de formar part de tu, perquè si no, només serà una activitat més que practicaràs deu minuts de les vint-i-quatre hores del dia.

Tant de bo els nens aprenguessin a veure què necessiten, què senten i com funciona el món, a gestionar les emocions i els pensaments a través de la meditació, el ioga, teixir o altres tècniques d'equilibri intern, i que els expliquessin les coses des de la confiança i l'afecte, que els ensenyessin a apreciar la natura, a no fer-ho tot estressats, a gaudir de l'esport i la música, a conèixer i aproximar-los a altres cultures, a desenvolupar la seva part femenina i masculina sense traves ideològiques ni culturals, que tots els tipus de famílies i formes d'amor són vàlids, a saber comunicar-se millor amb els altres, a obrir-se, confiar i marcar límits... Potser d'aquesta manera seria més fàcil decidir als disset o divuit anys quina professió triar i no haver d'esperar fins a tenir-ne vint, trenta o quaranta i passar per una crisi existencial per plantejar-se la vida.

Si ets pare, ajuda els teus fills a veure tot això, digue'ls cada dia que els estimes, centra't en el que el nen pot fer, digue-li que és important, que tots tenim la capacitat de ser el que vulguem.

Com et vols veure d'aquí dos anys? I d'aquí cinc? Feliç? Què creus que hauries de canviar per ser-ho? Com t'agradaria ser? Com t'agradaria sentir-te físicament i emocionalment? Què hauries de fer per aconseguir-ho?

Les visualitzacions t'ajudaran a convertir els desitjos en realitat i a combatre el bloqueig per culpa de la por.

Imagina-t'ho completament. No només de forma conscient, sinó també subconscient (sense que hi hagi pensaments negatius de por). Sent com et fa il·lusió, com si ja fossis allà amb tots els teus sentits, de manera que, quan ho facis de debò, ja et serà familiar i no serà la teva primera vegada.

Exercici davant un examen, presentació, actuació, esdeveniment...

Previsualitza com vols que vagi. Qui hi haurà, quina cara faran, què et posaràs... Però sobretot, visualitza com et vols sentir, i sent-ho.

Vols començar a transformar pensaments negatius en positius i encoratjadors?

Fes visualitzacions regularment.

A través de la imaginació (creació d'imatges involucrant els sentits) ens és més fàcil pensar i recordar les coses.

Exercici: Els moments feliços

Pensa quins són els moments més feliços que has viscut a la teva vida i anota'ls. Descriu-los tant com et vingui de gust. Sent aquella sensació a fons, amb tot el teu cos durant uns moments.

Cada vegada que alguna cosa et produeixi tristor, estrès o nerviosisme, digues al teu cap que pari de cop, agafa la descripció d'un d'aquells moments i rellegeix-la fins que comencis a sentir alguna de les sensacions que senties.

El conegut escriptor i psiquiatre David Servan-Schreiber explica al seu llibre *Curació emocional** que una de les maneres més fàcils d'aconseguir una bona emoció és recordant qualsevol moment que ens faci sentir bé i quedar-nos sentint aquella sensació omplint el pit i el cor; després d'anys d'experiència es va adonar que aquest exercici, o d'altres de teràpies alternatives com l'acupuntura* o la tècnica de l'Eye Movement Desensitization and Reprocessing,* sovint fan més que molts tractaments amb fàrmacs.

La millor manera (i més ràpida) de començar a ser positiu és creient que pots, recordant-t'ho sempre que puguis, i envoltant-te de persones positives.

Et trobaràs amb persones que et voldran ajudar en el teu procés de creixement i camí cap a la felicitat, i també altres que aniran expressament a fotre't.

Però escolta, qui et va dir que això seria fàcil? Si no, tots ho tindríem tot.

Tu segueix, segueix amb el pas següent, no miris enrere ni pensis en el passat.

Recorda que, per mantenir-te fora de la zona de confort, has de ser fort, només els que tenen coratge i són valents poden aguantar. Hi haurà moments en què et sentiràs petit. No passa res, és normal. I quan hagis descansat físicament i mental, torna a aixecar-te i segueix fent tot allò que volies fer.

Trobaràs el teu camí, però només si camines i si ho fas gaudint-ne.

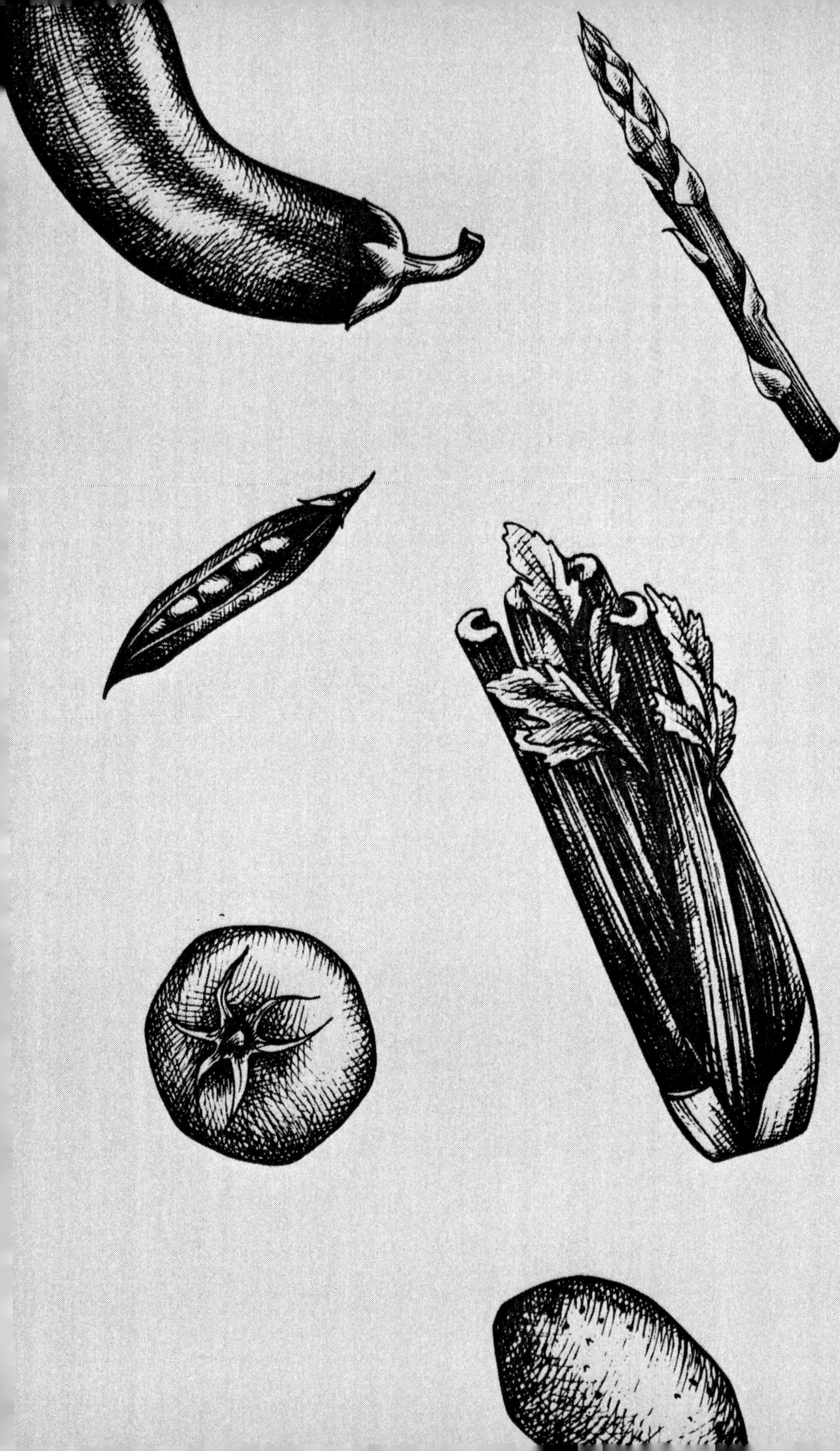

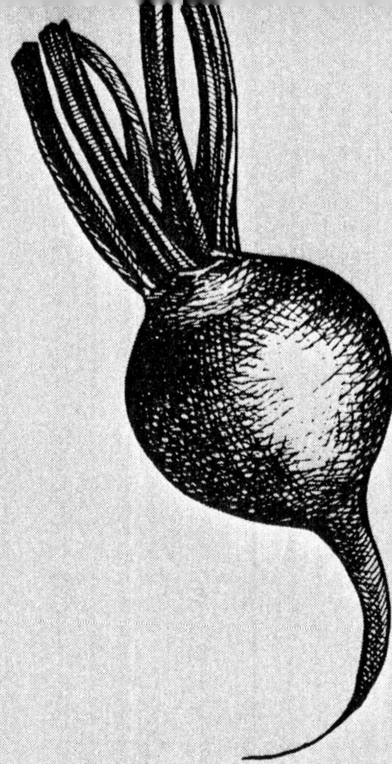

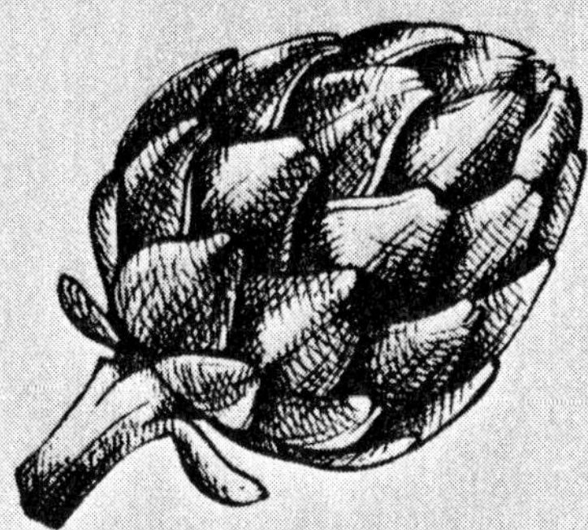

Per on comencem, com prioritzem i com incorporem tots els canvis

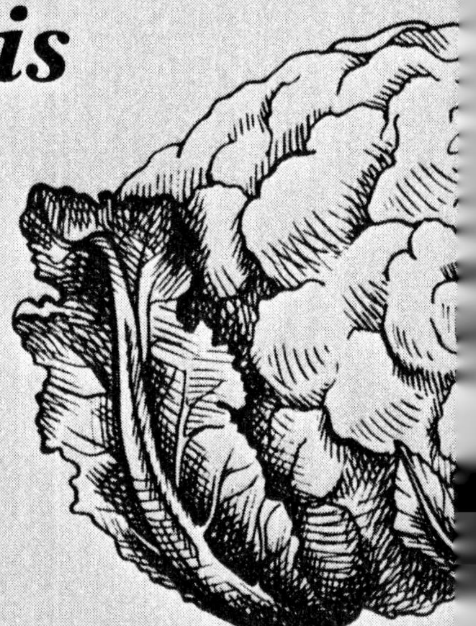

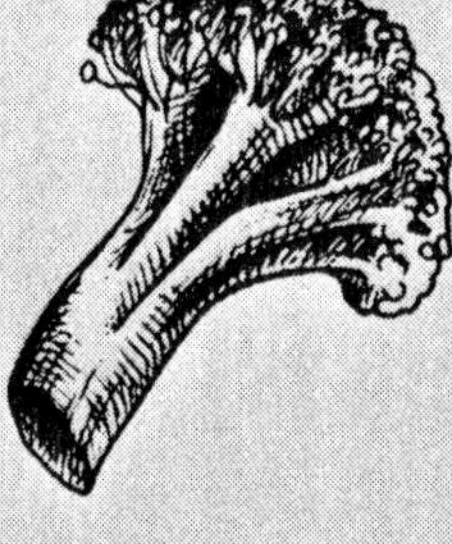

Et proposo el pla d'acció següent perquè te'l puguis personalitzar, escriure-hi el que vols treballar de tot el que has de llegit al llibre i de quina manera t'organitzaràs per fer-ho:

1. Fes una llista de les coses que vols millorar. Apunta tot allò que has llegit al llibre que vols canviar de tu, i organitza-ho per prioritat o importància.

2. Marca el teu ritme, intenta treballar d'un a tres objectius a la setmana.

- Escriu què vols millorar i com ho treballaràs, i posa-ho en una pissarra o en un full a la nevera o a l'habitació, o de fons de pantalla.
- Recorda que has de dedicar-hi temps, organitza't bé l'agenda.
- Preveu els problemes o les excuses que podran sorgir i com els afrontaràs de manera realista.
- Vés escrivint els teus progressos. Reconeix els teus èxits i no et centris en el fet de no avançar, busca altres solucions i segueix avançant. Explica als altres el que et funciona i motiva'ls que ho facin o que t'hi ajudin (com a mínim que no t'ho posin difícil). Això reforçarà el que fas.
- Rellegeix el llibre les vegades que et calgui per donar-te força i vés fent exercicis motivadors, positius i repetint o llegint mantres.

SETMANA DEL ... AL ...	FRASES MOTIVADORES	COM HO TREBALLARÉ	PROGRESSOS
Pel que fa a l'alimentació			
Pel que fa als hàbits			
A escala mental o emocional			
A la meva vida			

Exemple:

- Vull menjar ecològic.
- Miraré al meu voltant on puc anar a comprar ecològic i què venen a cada lloc. Miraré quan puc anar a aquests llocs o què m'és més pràctic. Faré una llista d'essencials en ecològic per comprar i miraré què em puc permetre. Miraré llocs on pugui anar a menjar ecològic o més *healthy*.
- Ho faré tot aquests dies del mes.....

Et convido a seguir-me a les xarxes (Facebook, Google+, Twitter, Instagram, Pinterest i/o YouTube) per seguir trobant noves eines i trucs per portar a terme la teva dieta de la felicitat. Comparteix els teus reptes o petits mèrits amb el hashtag **#ladietadelesemocions**, i motiva d'altres persones perquè comencin també el seu camí.

Vols ajudar encara més els que estimes a trobar la seva dieta de la felicitat? Regala aquest llibre el proper aniversari, Sant Jordi o Nadal, deixa un comentari, una puntuació o una foto a internet o a les xarxes sobre el llibre, o escriu-nos sobre què t'ha semblat i què t'ha aportat. Segur que ajudaràs algú a decidir que ara és també el seu moment.

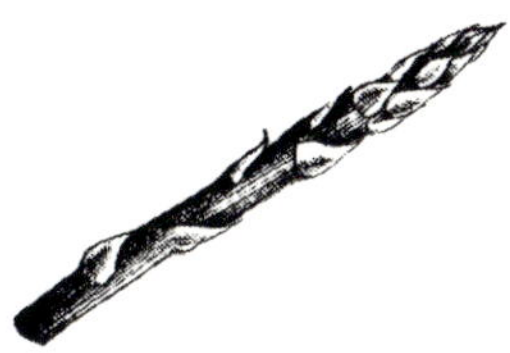

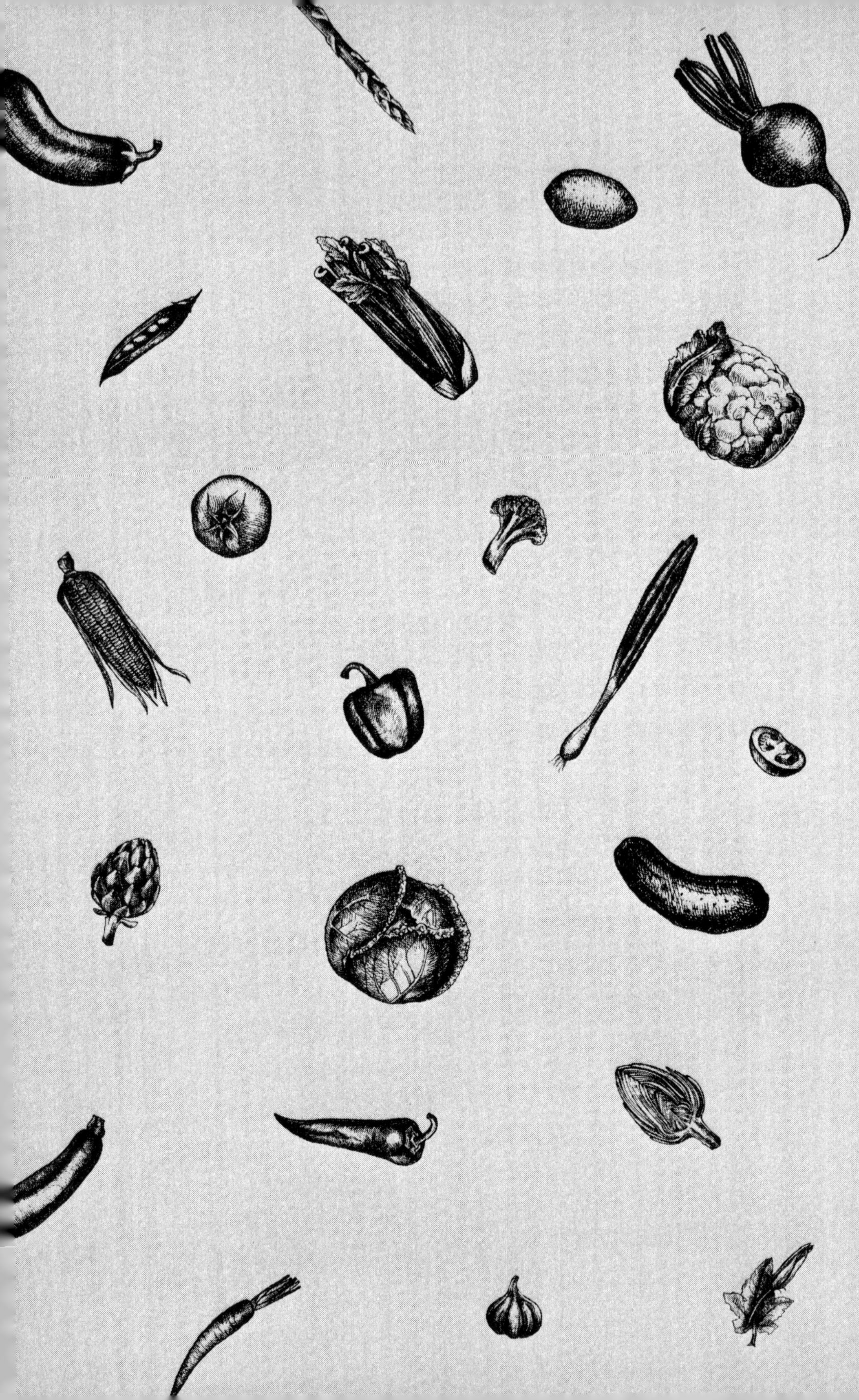

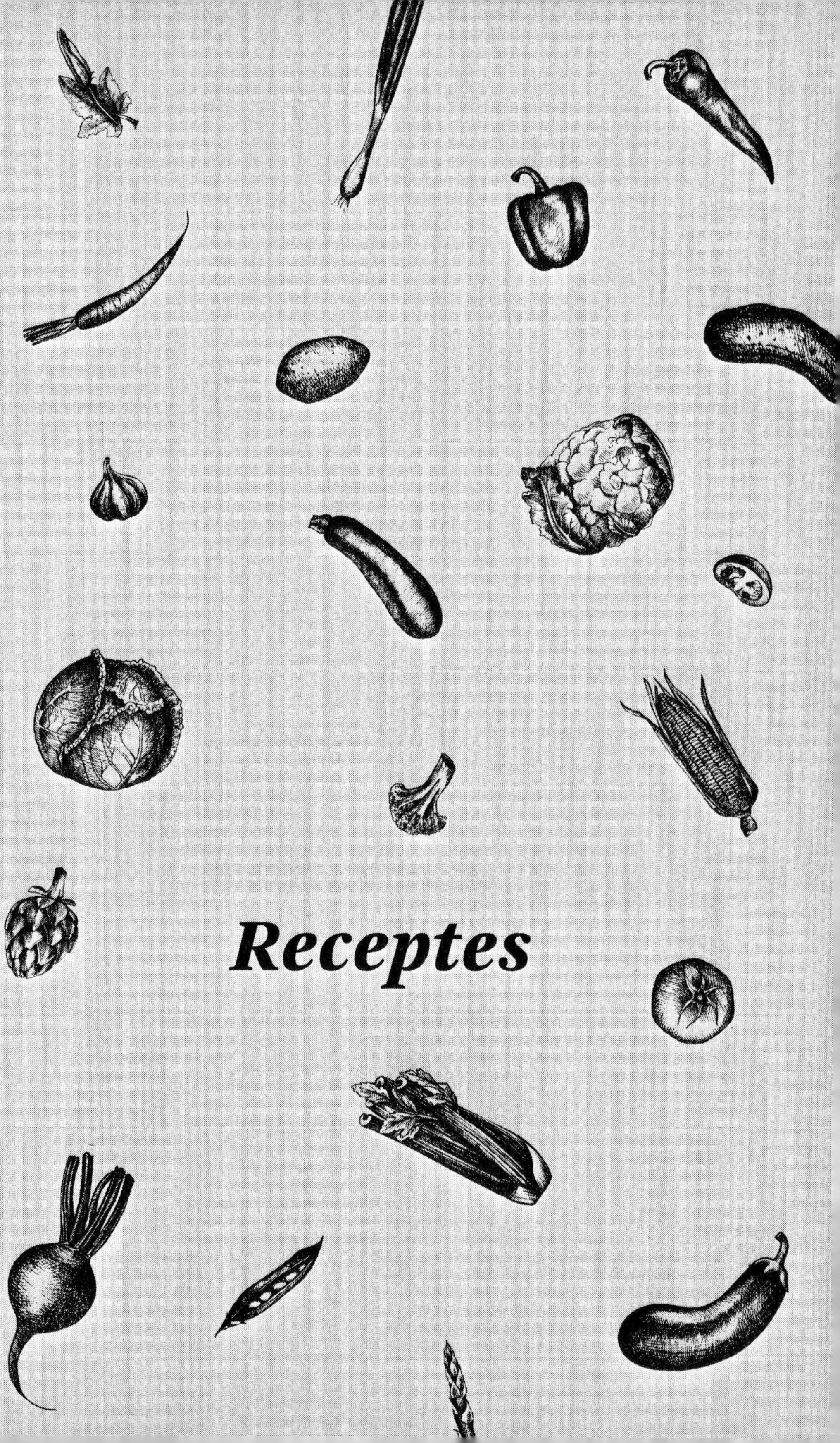

Receptes

Allioli o maionesa suau casolana «evolucionada»

INGREDIENTS:

½ gra d'all
1 ou (no fred)
3 dits d'oli
Llimona
Un polsim de cúrcuma, de pebre i de sal

PREPARACIÓ:

- Bateu l'all, l'ou i l'oli a marxa molt lenta amb la batedora tocant el fons del recipient. No l'heu de moure fins que l'allioli comenci a lligar.
- Afegiu-hi un polsim de cúrcuma i de pebre, mitja culleradeta de sal i unes gotetes de suc de llimona.
- Acabeu de batre fins que estigui al gust.

Barretes energètiques d'amarant

INGREDIENTS:

Amarant inflat
Fruita deshidratada (plàtan, maduixa, coco, fruits vermells...)
Melassa d'arròs
Cacau pur en pols

PREPARACIÓ:

- Esmicoleu la fruita deshidratada en trossets ben petits.
- Aboqueu l'amarant i la fruita deshidratada en un recipient de vidre d'uns 15 × 10 cm. Barregeu-ho bé; ha de fer un dit de gruix.
- Afegiu la melassa d'arròs i barregeu-ho bé; s'ha de formar una massa amb els ingredients ben integrats i aplanar-la perquè quedi compacta.
- Feu talls paral·lels amb un ganivet o espàtula amb l'amplada desitjada per a les barretes. Poseu-ho al congelador (es poden deixar allà fins a 2 mesos).

Batut verd energètic, digestiu i depuratiu

INGREDIENTS:

3 cm d'api
1 grapat d'espinacs
½ cogombre
1 plàtan
1 culleradeta de gingebre en pols
Un polsim d'espirulina o de germinat de blat en pols

PREPARACIÓ:

- Tritureu tots els ingredients amb aigua fins a aconseguir la textura desitjada (no més de 300 ml d'aigua).

Beixamel sense làctics

INGREDIENTS:

4 cullerades d'oli d'oliva verge extra
60 g de farina de sègol integral
600 ml de llet vegetal (p.e. de civada)
Sal i nou moscada

PREPARACIÓ:

- Poseu a escalfar l'oli en un cassó. Hi afegiu la farina i remeneu perquè s'integri. Ho deixeu coure un parell de minuts fins que s'enrosseixi.
- Afegiu la llet molt a poc a poc i sense deixar de remoure, perquè no es formin grumolls (hi ha qui prefereix fer-ho amb llet calenta, però es pot fer amb llet freda o temperada). En funció de la farina que es faci servir és possible que sigui necessari afegir-hi més llet, perquè no quedi una massa espessa.
- Per acabar, afegiu-hi sal i nou moscada al gust.

Boletes de xocolata sense sucre

INGREDIENTS:

1 cullerada d'oli de coco
1 grapat d'avellanes o de nous ecològiques
3 dàtils ecològics
Coco ratllat

PREPARACIÓ:

Abans de començar, poseu a remullar els fruits secs durant 4 hores, o els deixeu en remull la nit abans. Traieu el pinyol als dàtils i els deixeu també en remull, en aquest cas en aigua calenta, poc abans de fer la recepta, perquè s'estovin.

Diluïu l'oli de coco en un bany maria.

Poseu tots els ingredients en el processador o batedora. La barreja ha de quedar prou consistent per poder fer boletes amb les mans. Un cop fetes les boletes, les arrebosseu amb el coco i les deixeu a la nevera durant 15 min perquè agafin consistència.

Cafè aiurvèdic

INGREDIENTS:

1 got de llet vegetal
1 culleradeta de cafè, o de cacau en pols, o de xicoira
1 culleradeta de ghee
Crema de coco al gust

PREPARACIÓ:

Escalfeu la llet vegetal, hi dissoleu el ghee, hi barregeu el cafè i hi afegiu crema de coco per sobre.

Crackers salats de llavors

▶ INGREDIENTS:

½ tassa de llavors de xia
½ tassa de llavors de gira-sol
½ tassa de llavors de carbassa
½ tassa de llavors de sèsam
1 tassa d'aigua
1 gra d'all ratllat
1 culleradeta de ceba dolça ratllada
Sal, pebre i herbes aromàtiques al gust

▶ PREPARACIÓ:

▮ Preescalfeu el forn a 180 °C i folreu una safata gran amb paper d'alumini o paper d'enfornar.

▮ Barregeu totes les llavors en un bol gran.

▮ Barregeu l'aigua, l'all i la ceba ratllada en una tassa petita. Remeneu-ho bé i aboqueu la barreja sobre les llavors.

▮ Remeneu-ho fins que quedi una massa espessa.

▮ Afegiu-hi sal, pebre i espècies al gust. Esteneu la barreja a la safata amb l'ajuda d'una cullera.

▮ Ho coeu al forn durant 30 min. Un cop fet, talleu els crackers en trossos, els gireu amb cura amb una espàtula i els torneu a enfornar durant 25 min fins que la superfície quedi una mica enrossida.

Crema Budwig adaptada

INGREDIENTS:

1 got de formatge de cabra eco
3 cullerades de cereals inflats o en flocs (civada, arròs, mill, quinoa, amarant, fajol…)
2 cullerades de nous
1 cullerada de llavors de lli mòltes
1 cullerada d'oli de coco
1 cullerada de suc de llimona
1 cullerada de mel

PREPARACIÓ:

Bateu el formatge i barregeu-lo amb la resta d'ingredients. Se serveix freda.

Crema de xocolata i fruits secs sense sucre

INGREDIENTS:

100 g de dàtils remullats en beguda vegetal, sense pinyol, durant 4 hores
50 g d'ametlles o avellanes
1 culleradeta de vainilla en pols o una beina
2 cullerades de cacau pur en pols
80-100 ml de beguda vegetal (p.e. ametlla o avellana)

PREPARACIÓ:

- Tritureu tots els ingredients fins a aconseguir la textura buscada.

Crep de fajol

INGREDIENTS:

150 g de farina de fajol
300 ml d'aigua
1 ou
Oli d'oliva verge extra
Un polsim de sal

PREPARACIÓ:

- Barregeu la farina amb la sal i l'ou. Ho deixeu dues hores a la nevera.
- Poseu oli en una paella antiadherent d'uns 20 cm.
- Amb l'ajuda d'un cullerot, repartiu la massa per la paella. Quan els laterals estiguin cuits, tombeu la crep.
- Repetiu el procés fins que s'acabi la massa.
- Les creps es poden farcir amb fruita i xocolata negra desfeta per esmorzar, o amb un saltat de verdures (pastanaga, carbassó, pebrot, porro, ceba, bolets, kale, espinacs…), per dinar.

Cúrcuma latte

INGREDIENTS:

1 culleradeta de cúrcuma en pols
⅔ de culleradeta de cacau en pols
⅔ de culleradeta de vainilla en pols
⅔ de culleradeta de canyella
Un polsim de gingebre en pols
Un polsim de pebre negre
Beguda de coco

PREPARACIÓ:

Escalfeu la beguda de coco. Afegiu-hi les espècies i dissoleu-les bé.

Dukkah

INGREDIENTS:

Avellanes
Llavors de sèsam
Llavors de comí
Llavors de coriandre
Menta picada
Pebre negre i sal

PREPARACIÓ:

Salteeu les avellanes en una paella i, quan estiguin un xic torrades, hi afegiu les llavors de sèsam i de coriandre.

Assequeu-les amb un drap i deixeu-les refredar.

Ho piqueu tot al morter i hi afegiu el comí, el pebre, la sal i la menta.

Espaguetis sense farina amb salsa pesto *healthy*

▶ INGREDIENTS:

1 carbassó
1 pastanaga
½ gra d'all
6 xampinyons o altres bolets
1 ceba mitjana
100 g d'anacards
2 cullerades de llevat nutricional
3 dits d'aigua mineral
1 culleradeta de sal marina
Pebre negre

▶ PER A LA SALSA:

85 ml d'aigua
2 cullerades de suc de llimona
1 alvocat
15 g d'alfàbrega
12 tomàquets petits (cirerols)
4 culleradetes de pinyons

▶ PREPARACIÓ:

▌La nit abans, deixeu els anacards en remull.

▌Sofregiu els xampinyons –nets i tallats– amb la ceba picada. Ho tritureu amb els anacards, el llevat nutricional, l'aigua, la sal i el pebre.

❚ Peleu els carbassons i les pastanagues i feu-ne els espaguetis amb un pelador de patates.

❚ Salteu-los a la paella amb sal i afegiu-hi el sofregit.

❚ Per fer la salsa, tritureu tots els ingredients en el got de la batedora. Afegiu-la als espaguetis un cop saltats.

Fajol cruixent

▶ INGREDIENTS:

100 g de fajol
2 cullerades de barreja: clau mòlt, canyella, cardamom, gingebre i coco en pols
1-2 cullerades de mel o melassa d'arròs

▶ PREPARACIÓ:

❚ Deixeu el fajol en gra en remull 8 h. Renteu-lo i barregeu-lo amb les espècies i la mel o melassa d'arròs.

❚ Ho deixeu al forn 40 min a 150 °C.

Galetes sense sucre

▶ INGREDIENTS:

80 g de flocs de civada
40 g de coco ratllat
2 plàtans
1 ou
70 g d'oli de coco
2 culleradetes de canyella o vainilla

▶ **PREPARACIÓ:**

❚ Preescalfeu el forn a 180 °C.

❚ Tritureu els flocs amb el coco fins que tinguin textura de farina.

❚ Afegiu després els plàtans, l'ou, l'oli de coco, la canyella i/o la vainilla i ho tritureu bé fins que sigui una massa homogènia. En aquest punt hi podeu afegir unes xips de cacau sense sucre. Ho deixeu reposar a la nevera 1h. Doneu forma a les galetes, amb motllo o sense.

❚ Coeu les galetes al forn, preescalfat 10 min, durant 15-20 min a 180 °C.

Gelat *healthy*

▶ **INGREDIENTS:**

Opció A) Plàtan + vainilla + llet d'ametlles sense sucre
Opció B) Coco + maduixa + llet d'arròs
Opció C) Síndria + maduixa + llet de coco

▶ **PREPARACIÓ:**

❚ **Opció A**) Tritureu la llet d'ametlles sense sucre amb el plàtan i un polsim de vainilla pura. Ha de tenir una textura cremosa. Ho poseu en uns motllos al congelador durant tota la nit. S'ha de treure del congelador uns minuts abans de menjar-lo.

❚ **Opció B**) Tritureu llet d'arròs amb maduixes rentades, coco fresc i oli de coco. Ho poseu en motllos amb un palet de fusta al congelador tota la nit. S'ha de treure del congelador uns minuts abans de menjar-lo.

▮ **Opció C)** Tritureu dos talls de síndria i unes 5 maduixes rentades amb la llet de coco. Hi afegiu una mica de coco ratllat i ho poseu en motllos amb un palet al congelador com a mínim 5 hores. S'ha de treure del congelador uns minuts abans de menjar-lo.

Gelatina d'agar-agar i fruita

▶ INGREDIENTS:

5 g d'agar-agar en pols
500 ml de suc natural de fruita sense sucre

▶ PREPARACIÓ:

▮ Poseu el suc a escalfar. Quan arribi a ebullició, afegiu-hi l'agar-agar a poc a poc i ho remeneu durant 2 min.

▮ Traieu-ho del foc i poseu-ho en un motllo a la nevera durant un mínim de 4 hores.

Granissat *healthy*

▶ INGREDIENTS:

2 talls de meló o pinya
½ cogombre sense pell
Suc d'una llimona
Glaçons de gel o gel picat

PREPARACIÓ:

- Poseu tots els ingredients a la batedora amb l'ajuda d'un pistó. Afegiu-hi gel picat.

Hamburguesa de quinoa i verdures

INGREDIENTS:

1 tassa de quinoa
1 manat de bolets o 1 carbassó o 1 pebrot o 1 albergínia
2 cebes
7 cullerades de flocs de civada
2 ous
Julivert
Orenga
Pa integral o sense gluten ratllat
Oli d'oliva verge extra
Sal

PREPARACIÓ:

- Esbandiu la quinoa sota l'aixeta. Poseu-la a bullir durant 20 min amb 3 proporcions d'aigua. Escorreu-la.
- Peleu les cebes i piqueu-les molt petites juntament amb els bolets i una mica de sal. Sofregiu-ho. Tritureu el sofregit restant amb els ous, el julivert, la sal i l'orenga.
- Ho barregeu tot bé amb la quinoa i els flocs de civada.
- Afegiu-hi pa ratllat per sobre, doneu forma a les hamburgueses i les fregiu a la paella.

Iogurt vegetal de coco

INGREDIENTS:

500 ml de llet de coco
Probiòtic (2 càpsules d'algun que porti *Lactobacillus acidophilus*, *Bifidobacterium bifidum*, *Bifidobacterium lactis* i *Streptococcus thermophilus*)
1 cullerada sopera de midó de iuca o arrocuroot, o 1 culleradeta d'agar-agar en pols

PREPARACIÓ:

Barregeu la llet de coco amb l'espessidor. Poseu-ho en una cassola a foc mitjà fins que la llet comenci a bullir. Ho remeneu fins que s'hagi espessit la massa.

Refredeu la llet fins que estigui tèbia al tacte. Obriu les càpsules de probiòtic sobre la llet i ho bateu amb una forquilla. Poseu la llet en pots esterilitzats i tapeu-los.

Poseu els pots en una iogurtera (o forn o deshidratadora a 44-45 °C) durant 24h. Si el contingut s'ha separat en dues capes, remeneu amb una cullereta i després poseu el iogurt fermentat a la nevera durant almenys 5-6 hores. Se solidificarà segons es vagi refredant.

Magdalenes sense sucre

INGREDIENTS PER A 12 MAGDALENES:

4 ous i 2 plàtans madurs
100 g de farina d'arròs
40 g de farina de coco (o només farina d'arròs)
8 g de llevat
Vainilla i canyella en pols / Xips de xocolata negra

PREPARACIÓ:

- Bateu els ous en un bol. Hi afegiu els plàtans, prèviament passats per la batedora.
- Afegiu-hi els ingredients secs (farines, llevat, canyella o xocolata).
- Ho coeu al forn durant 10 min a 180 °C.

Mousse de cacau amb alvocat

INGREDIENTS:

50 g de cacau pur
2 alvocats madurs
1 plàtan madur
125 ml de llet d'ametlles
½ culleradeta de vainilla pura en pols i canyella
Mel o melassa d'arròs
Un polsim de sal

PREPARACIÓ:

- Tritureu-ho tot fins que quedi una consistència desfeta.

Ous poché (o Benedict sense salsa)

INGREDIENTS:

Ous
Paper film biodegradable
Oli i sal

PREPARACIÓ:

Poseu un tall de paper film dins un got. Trenqueu un ou i poseu-lo dins. Ajunteu les puntes del paper film i, amb l'ajuda d'un cordill, feu un nus per tenir l'ou dins com si fos una bosseta. Ho fiqueu a l'aigua, un cop estigui bullint, uns 5 min. Traieu el paper i hi afegiur oli i sal.

Pa sense cereal

INGREDIENTS:

100 g de farina de coco
2 plàtans mascle madurs o 400 grams de fècula de patata o moniato o 2 plàtans
4 ous
2 culleradetes de postres de bicarbonat
1 culleradeta de cafè de sal
1 culleradeta de cafè de nou moscada mòlta
Un polsim de pebre negre

PREPARACIÓ:

Bateu els plàtans en una processadora d'aliments. Afegiu-hi primer els rovells dels ous i després la farina de coco, el bicarbonat, la sal, la nou moscada i el pebre negre.

S'afegeixen amb cura a la resta d'ingredients les clares a punt de neu.

Poseu-ho a coure al forn a 170 °C durant 40 min. Es deixa refredar a sobre d'una de les reixes. S'hi pot empolsar per sobre canyella i coco ratllat.

Pa sense gluten amb tef

INGREDIENTS:

250 g de farina de fajol
100 g de farina integral de teff
180 ml d' aigua
1 culleradeta de bicarbonat de sodi
½ culleradeta de llevat
½ culleradeta de vinagre de poma
½ culleradeta de sal
60 ml d'oli d'oliva verge extra

PREPARACIÓ:

Preescalfeu el forn a 180 °C.

Barregeu les farines de cereals amb el bicarbonat de sodi, la sal, l'oli d'oliva, el llevat, el vinagre de poma i l'aigua.

Ho liqüeu fins que quedi una massa tipus crep. Poseu la massa en un motllo untat amb oli d'oliva o oli de coco.

▮ Ho coeu al forn a uns 160 °C durant 50 min o fins que la làmina del ganivet surti neta. Deixeu refredar el pa fora del forn i talleu-lo.

Pancakes/ blinis d'arròs integral

INGREDIENTS:

50 g farina d'arròs integral o fajol
25 ml beguda vegetal (p.e. llet de coco)
1 ou

PREPARACIÓ:

▮ Tritureu els ingredients. Aboqueu la massa semilíquida a la paella calenta amb oli. Deixeu que pugi una mica la massa i feu l'altre costat. S'hi pot afegir també canyella o vainilla.

▮ També es pot reduir a la meitat la quantitat de farina i treure la beguda vegetal i afegir-hi un plàtan, triturant-lo amb 25 g de farina i l'ou.

Pastís *healthy*

INGREDIENTS:

3 ous
250 g de farina d'arròs
1 cullerada de cacau pur
1 cullerada de vainilla pura
75 ml d'oli de coco

2 culleradetes de llevat
125 ml de beguda vegetal
3 pomes tallades a làmines

PREPARACIÓ:

- Preescalfeu el forn a 170 °C.
- Bateu els ous i hi afegiu la beguda vegetal.
- Ajunteu els ingredients secs (farina, llevat, vainilla i cacau) i els afegiu a la barreja anterior, i finalment també l'oli de coco.
- Ho poseu en un motllo de 20 cm, ho guarniu amb les làmines de poma per sobre i ho coeu durant 25 min a 160-170 °C.

Patés vegetals

INGREDIENTS:

Carxofa + patata + ceba + oli d'oliva verge extra + sal

1 carbassó + 1 tomàquet + 60 g pipes de gira-sol o de carbassa + oli d'oliva verge extra + sal

Albergínia + ceba + tomàquet + pipes de gira-sol + all + oli d'oliva verge extra + sal + herbes aromàtiques + compota de poma + suc de llimona

PREPARACIÓ:

- Ajunteu tots els ingredients en una batedora i tritureu-ho fins a aconseguir la textura desitjada.

Pizza amb massa de coliflor o carbassó

INGREDIENTS:

Mitja coliflor ratllada crua o 2 carbassons picats
6 cullerades de farina d'ametlles (en el cas del carbassó)
3 cullerades de formatge mozzarella eco o semicurat d'ovella
½ culleradeta d'all en pols
1 polsim de sal
1 ou
Salsa de tomàquet sense sucre
Oli d'oliva verge extra

PREPARACIÓ:

- Poseu el forn a escalfar a 200 °C.
- Ratlleu la coliflor o el carbassó i ho poseu al microones entre 5 i 8 min. S'ha d'escórrer molt bé en el cas del carbassó.
- Barregeu bé el carbassó o la coliflor amb el formatge, l'all, la sal i l'ou batut. Afegiu-hi la farina d'ametlles si heu fet servir el carbassó. Ho compacteu tot bé i ho aplaneu per donar-hi forma de pizza.
- Agafeu una safata de forn, hi poseu paper vegetal i ho pinteu amb una mica d'oli.
- Fornegeu la massa durant 12 min aproximadament.
- Traieu-la del forn, afegiu la salsa de tomàquet i els ingredients per sobre al gust (orenga, alfàbrega, escalivada, bolets, ruca, ou, anxoves…) i ho torneu a posar al forn 5 min més.

Púding de xia i crema de coco

INGREDIENTS:

4 cullerades soperes de xia
1 got de llet o beguda vegetal (p.e. llet de coco)
1 culleradeta de cacau pur en pols o vainilla pura
Crema de coco
Trossets de maduixa

PREPARACIÓ:

- Deixeu reposar a la nevera unes 4-6 hores el got de llet amb les 4 cullerades de xia, el cacau i la vainilla, tot ben barrejat.
- Talleu la maduixa petita i barregeu-la amb el púding i per sobre, amb l'ajuda d'una mànega de pastisseria, ho guarniu amb una mica de crema de coco.

Salsa de tomàquet casolana

INGREDIENTS:

Oli d'oliva verge extra
Tomàquets madurs
Ceba
Sal
Orenga

▶ PREPARACIÓ:

▌Piqueu la ceba, peleu el tomàquet i el talleu ben petit amb la ceba. Ho sofregiu durant 30 min amb oli (i all si es vol). A l'acabar, hi afegiu sal i orenga al gust.

Sushi casolà

▶ INGREDIENTS:

5 làmines d'alga nori
250 g d'arròs integral
500 ml d'aigua
30 g de vinagre blanc d'arròs
Pastanaga
Alvocat
Cogombre

Salmó o tonyina de pesca sostenible
Vinagreta, tamari ecològic o vinagre de poma

▶ PREPARACIÓ:

▌Poseu a bullir l'arròs amb sal durant 45 min passats, que quedi ben tou.

▌Incorporeu-hi el vinagre blanc d'arròs i la sal. Remeneu-ho.

▌Estireu l'arròs en una capa fina sobre l'alga nori.

▌Afegiu-hi els ingredients, uns a sobre dels altres, tallats en palets allargats (pastanaga, alvocat, cogombre, tonyina, salmó, wasabi, umeboshi...).

▌Enrotlleu-ho i preneu el maki amb l'ajuda d'una estoreta des de la part on hi ha l'arròs. Reserveu-ho 20 min a la nevera abans de fer les porcions. Després, talleu-lo en uns 7 trossos.

Tartaleta d'agar-agar amb maduixes

INGREDIENTS:

10 maduixes
1 plàtan
1 got de beguda vegetal (preferiblement de coco)
150 g d'avellanes
8 nous del Brasil
6 - 8 dàtils
1 culleradeta de ratlladura de llimona
Agar-agar a tires o en flocs
1 polsim de sal
1 culleradeta de canyella

PREPARACIÓ:

- Deixeu els dàtils en remull amb aigua.
- Aboqueu en una cassola 2 tasses d'aigua amb sal i l'escalfeu. Abans que bulli, afegiu-hi 4 culleradetes de flocs d'agar-agar o unes 10 tires llargues. Tapeu-ho i deixeu que es coguin durant 12 min.
- A part, en un robot de cuina, tritureu les avellanes i les nous del Brasil (es podria fer amb altres fruits secs com ametlles, nous o anacards), sense que quedi farina.
- Hi incorporeu els dàtils i ho tritureu fins que quedi una pasta enganxosa.
- Col·loqueu aquesta barreja en un recipient com a base del pastís. Es pot fer amb paper de forn per evitar que s'enganxi la barreja i afegir-hi oli de coco.
- Un cop passats els 12 min, hi afegiu 1 got de beguda de coco (o una altra beguda vegetal al gust) i deixeu

que es barregi tot bé. Aboqueu la barreja d'agar-agar al robot de cuina i hi afegiu 8 maduixes i el plàtan. Ho tritureu i escampeu la barreja pel recipient, incorporant més maduixes per sobre.

▮ Ho deixeu refredar uns 15-20 min i ho guardeu a la nevera.

▮ Se serveix fred passada 1 h.

Verdures fermentades

INGREDIENTS:

Col
Cols de Brussel·les

Pastanagues
Naps
Raves
Albergínies...

PREPARACIÓ:

▮ Talleu en tires llargues les verdures i hi afegiu sal de forma uniforme: 20 g de sal per cada litre d'aigua (augmenteu fins a 30 o 35 g la sal si fa molta calor). S'hi poden afegir, per donar més sabor, llavors de mostassa, pebre, all, fonoll... Les poseu en un pot de vidre cobertes d'aigua i ho tanqueu bé.

▮ Deixeu el pot en una zona fosca i fresca durant aproximadament una setmana (cal escriure la data al pot). Un cop obert el pot, si no es menja tot en el mateix moment, ho conserveu a la nevera. Si està florit o fa olor d'ou podrit (és difícil que passi) vol dir que no s'ha fet bé la salmorra (conserva en sal).

Xips de verdures al forn

INGREDIENTS:

Carbassó
Moniato
Nap
Remolatxa

PREPARACIÓ:

Preescalfeu el forn amb aire.

Talleu les verdures molt fines. Repartiu-les en una safata de forn. Poseu una mica d'oli sota el carbassó perquè no s'enganxi. Hi podeu afegir una mica d'herbes provençals per sobre. Deixeu-ho un parell d'hores a 60 °C o 30 min a 120 °C (sempre amb l'aire posat), però es pot deixar més temps segons la quantitat que s'hi hagi posat i la potència del forn i si es volen més o menys cruixents.

Índex de receptes

Nota i agraïments

Gràcies, gràcies i gràcies, lector. Gràcies per llegir aquest llibre, escrit amb tant d'amor, carinyo i il·lusió. Desitjo des del més profund del meu cor que algunes de les eines i consells que et dono al llibre aportin una mica de llum al teu camí.

Sempre havia somiat escriure un llibre, i aquí el tenim! Digueu-me il·lusionista. Però d'il·lusions es viu, i molt feliç. Il·lusioneu-vos, feu les coses amb amor i no perdeu mai l'esperança!

Aquest llibre ha estat possible gràcies a vosaltres, a tot el que m'heu fet aprendre, gràcies a les vostres paraules i emocions a la consulta, les conferències, els cursos, i als vostres comentaris a articles, reportatges, vídeos i fotos del món 2.0.

Gràcies a l'amor de família que tinc, i a totes les persones que s'han creuat amb mi per haver-me ajudat a ser tal com sóc.

Gràcies a la Núria Coll, la Cristina Massons i la Neus Portillo per haver-me ajudat tant a créixer a nivell personal i laboral.

A la Jenni, per la seva paciència i amor, i per haver pogut aguantar tot el que jo també he hagut d'aprendre per poder dir tot el que he dit en el llibre.

I gràcies a la Rosario, que ha confiat en mi des del primer moment i m'ha deixat fer el llibre dels meus somnis.